Gesund *&* Fit durch

Apfelessig

Alexandra Strasser

W0173954

MOEWIG

Inhalt

Gesundheitselixier Apfelessig

Kaum ein anderes Lebensmittel erlebt derzeit eine so ausgeprägte Renaissance wie der Apfelessig. Und das zu Recht: Apfelessig ist nicht nur eine hervorragende Würze, die in keiner Küche fehlen sollte, sondern hilft durch seine wertvollen Bestandteile auch bei vielen Erkrankungen. Vorbeugend eingenommen dient er zur Erhaltung der Gesundheit und hilft bei Entschlackung und Gewichtsreduktion. Außerdem läßt er sich in der Schönheitspflege vielseitig einsetzen.

Noch unsere Großmütter schätzten Apfelessig als *das* Hausmittel schlechthin. Sie nutzten seine heilende Kraft bei Erkältungen, Kopfschmerzen und Fieber ebenso selbstverständlich wie seine feine Würze zur Konservierung von Lebensmitteln oder seine reinigende, desinfizierende Wirkung im Haushalt.

Das Hausmittel schlechthin bei unseren Großmüttern

Damals stützte man sich dabei nur auf Erfahrung und Überlieferung; heute bestätigen auch wissenschaftliche Untersuchungen der Inhaltsstoffe die gesundheitsfördernde Wirkung des Apfelessigs. Inzwischen gibt es sogar eine Essig-Klinik, die

Achtung!

Trotz nachgewiesener Wirksamkeit kann auch der beste Apfelessig bei länger andauernden Beschwerden den Gang zum Arzt nicht ersparen!

eine auf die Wirkstoffe des Essigs abgestellte Therapie durchführt. Auch die Industrie setzt bei der Herstellung von Reinigungsmitteln wieder verstärkt auf den altbewährten Essig.

Apfelessig wird sicherlich auch in Zukunft als eine sanfte, natürliche Alternative zur »chemischen Keule« eine Rolle spielen. Denn er ist nicht nur vielseitig wirksam und preiswert – er hat zudem auch keinerlei Nebenwirkungen.

Geschichte süß-sauer

Mit Sicherheit gab es Apfelessig schon lange, bevor es Menschen gab. Denn Apfelessig kann durchaus auch auf natürliche Weise entstehen: dann nämlich, wenn frei in der Luft schwebende Essigbakterien mit Fallobst in Berührung kommen, in dessen Fruchtfleisch bereits eine alkoholische Gärung stattgefunden hat. Essig ist also, wie z.B. Salz, ein natürlich vorkommendes »Gewürz«; der Mensch mußte nur noch herausfinden, wozu es taugte.

Natürlich müssen es nicht immer Äpfel sein, die auf diese Weise zu »Essig-Früchten« werden; grundsätzlich kann das jedem süßen, saftreichen Obst widerfahren. Wichtig ist nur, daß genügend Zucker, Alkohol und Sauerstoff vorhanden sind, um den Essigbakterien die Bildung von Säure zu ermöglichen.

Zur Bestimmung des Säuregehalts von selbsterzeugtem Essig gilt: pro Volumenprozent Alkohol ein Prozent Essigsäure.

Essig – ein Naturprodukt mit den Grundkomponenten Zucker, Alkohol und Sauerstoff

Die Essigmacher

Zwei Gruppen von Bakterien sind für die Entstehung von Essig verantwortlich:
• Acetobacter – gramnegative, farblose, schwach bewegliche Stäbchenbakterien,
• Gluconobacter – Stäbchenbakterien mit Geißeln, etwa 1/1000 mm groß.
Beide kommen natürlich vor und finden sich meist in Gesellschaft von »wilden« Hefebakterien, die für die alkoholische Gärung nötig sind.

Ein Band zwischen den Kulturen

Essig war und ist in allen Kulturen bekannt. Archäologen entdeckten Essigspuren an ägyptischen und chinesischen Gefäßen, die fast 6000 Jahre alt sind. Gerade in tropischen Gebieten wurde schon damals Essig – aus Dattelwein oder »saurem Bier«, in Ägypten *Hequa* genannt – als Konservierungsmittel für Fleisch geschätzt. Aber auch seine gesundheitsfördernde, heilsame und reinigende Wirkung war schon bekannt. Man beträufelte offene Wunden mit ihm, um die Entstehung des gefürchteten Wundbrandes zu verhindern; Stiche und Bisse von Tieren wurden mit Essig behandelt; und bei allen Arten von Atemwegserkrankungen pries man die lindernde Wirkung von Essigdampf-Inhalationen. Im China dieser Zeit galt der Essigkrug sogar als Symbol des Lebens.

Auch in der Antike war der Essig als Heilmittel, Würze und Getränk aus dem täglichen Leben nicht mehr wegzudenken. Sowohl Hippokrates von Kos (460 bis 375 v. Chr.) wie auch sein römischer Kollege Galen (129–199 n. Chr.) ver-

wendeten häufig Essig als wichtigen Helfer in ihrem Kampf gegen Krankheiten und Befindlichkeitsstörungen.

Die Römer kannten bereits eine Vielzahl von verschiedenen Essigsorten und betrieben einen schwunghaften Handel mit ihm. Fast täglich trafen im Hafen von Ostia bei Rom Schiffe ein, die auch neben zahlreichen anderen Gütern Essigfässer an Bord hatten. Malzessig aus Ägypten scheint sich dabei besonderer Beliebtheit erfreut zu haben.

Damals stand in manchen Ländern des Mittelmeerraums wie auch heute noch auf jedem Eßtisch eine Schale mit Essig und Kräutern, in die man Brot tunkte; ein Brauch, der auch in der Bibel

erwähnt wird. Ein zehnbändiges Kochbuch aus der römischen Kaiserzeit enthält viele Essigrezepte, die erkennen lassen, wie vielseitig man schon damals das saure Lebens-Elixier anwandte. Ein weiteres Buch aus dieser Zeit, verfaßt von Lucius Junius Moderatus Columella, berichtet ausführlich über die

Essig gegen böse Geister

Früher versuchte man, die bösen Geister der Fäulnis und des Verderbens mit Essig zu bekämpfen. Heute kennen wir diese bösen Geister als Bakterien – und tun am besten das gleiche!

üblichen Methoden der Essig-Erzeugung aus Wein, Feigen und Gerste. Und Plinius der Ältere behauptete sogar, Wein aus Fässern, in denen zuvor Essig aufbewahrt wurde, schmecke besser!

Auch als Getränk wurde Essig gern genossen – und förderte ganz nebenbei die Volksgesundheit. Denn gerade die ärmeren Familien, die sich kaum den teuren Wein leisten konnten und daher mehr Essigwasser tranken, wurden dadurch mit wertvollen Vitaminen, Mineralien und Spurenelementen versorgt! Häufig versetzte man den Essig auch mit Obstsäften, Gewürzen oder besonders aromatischen Ölen, um seinen Geschmack zu steigern. *Posca* nannten die Römer ein erfrischendes Getränk aus Wasser und Essig, das ihre Legionäre täglich zu trinken bekamen, um ihre Kampfkraft und Gesundheit zu erhalten. Einer von ihnen tauchte vor rund zweitausend Jahren einen Schwamm in diese Mischung und reichte ihn mittels seiner Lanze dem dürstenden Christus am Kreuz...

Auch im Mittelalter behielt Essig seine Bedeutung. Wegen der Schwierigkeiten, frische Produkte, besonders Fleisch, ausreichend zu kühlen, wurde Essig häufig dazu verwendet, den nicht mehr ganz so frischen Geschmack mancher Speisen zu übertünchen. Man nutzte ihn natürlich auch zur Konservierung von Lebensmitteln. Selbstgebrauter Essig in mehreren Spielarten gehörte damals zum festen Bestandteil jedes Haushalts. Man mischte ihn mit allen nur erdenklichen Gewürzen, um so immer wieder einen neuen Geschmack zu erzielen. Und Essigmutter – der sichtbare Zusammenschluß der Bakterien – wurde einer Braut als Bestandteil ihrer Mitgift in die Ehe mitgegeben.

Auch in der Schönheitspflege wurde er verstärkt eingesetzt. Essigbäder, Packungen und Kompressen – besonders zum Bleichen von Sommersprossen – waren sehr beliebt. Selbst zur Bekämpfung von Hexen und deren schwarzer Kunst mußte er herhalten. Und bei Pestepidemien versuchte man, Ansteckung durch häufige Mundspülungen mit Essig zu vermeiden und hielt sich zudem stets einen in Essig getauchten Schwamm unter die Nase. Feinere Leute bevorzugten hierfür edle Döschen mit durchlochtem Deckel, in denen Essigtüchlein steckten. Daß man zudem alles, was die Kranken berührten, mit Essig wusch und auch ihre Körper damit desinfizierte, dürfte im Vergleich dazu zu den sinnvolleren Bemühungen gezählt haben.

Essig – vorwiegend Frauensache

Bis in die jüngste Vergangenheit galten Gesunderhaltung, Krankenpflege, Schönheit und Ernährung als reine Frauen-Angelegenheiten. Es ist also nicht verwunderlich, daß es meist Frauen waren, die viele Wirkungen des Essigs entdeckten und ihn schon früh als Wundermittel priesen.

Nofretete, erste Gemahlin des ägyptischen Pharao Amenophis IV. – besser bekannt als Echnaton – nutzte die belebende, reinigende Wirkung von Essig in ihren Gesichtspackungen. Der Legende nach gewann Cleopatra ihre Wette mit Marcus Antonius, wer von beiden das teurere Mahl veranstalten könne, mit

Essig-Limonade für Roms Legionäre

Unentbehrlich im mittelalterlichen Haushalt

Essig gegen Pesthauch, Hexen und Magie

Nofretete und Cleopatra – schön durch Essig

Hilfe des Essigs: Sie soll mehrere große Perlen in einer Schale mit Essig aufgelöst und das Gemisch getrunken haben.

Lucrezia Borgia, die Tochter eines Papstes und Schwester des ruchlosen Cesare Borgia, legte großen Wert auf einen Zusatz von Essig zu ihrem Badewasser und empfahl dieses Schönheitsmittel auch ihren Hofdamen.

Essig in der Literatur   Auch jenes Fläschchen, um welches das schwangere Gretchen in Goethes *Faust* ihre Nachbarin mit ersterbender Stimme bat, war sehr wahrscheinlich mit aromatisiertem Essig gefüllt. Und in den Zimmern der Tuberkulose-Klinik, die Thomas Mann in seinem *Zauberberg* beschreibt, standen, wie schon seit Jahrhunderten üblich, Essigschalen, deren Dunst die Krankheit vertreiben sollte.

»Goldene Äpfel in silbernen Schalen«

Mit diesem Vergleich drückte Goethe aus, was er von Shakespeares Werken hielt: ein kostbarer Inhalt in einem wertvollen Gefäß. Daß er für seine Metapher gerade Äpfel wählte, zeigt, welcher Wertschätzung sich diese rundum gesunde Frucht schon damals erfreute. Im Altertum galt der Apfel als Symbol *Der Apfel – Symbol* der Fruchtbarkeit und war als solches Attribut verschiedener Götter. Die Äpfel *für Vergnügen und* der nordischen Göttin Iduna (von *hedona*, was auf Griechisch »Vergnügen« *Fruchtbarkeit* bedeutet) verjüngten jeden, der von ihnen aß, während die goldenen Früchte im Garten der Hesperiden sogar Unsterblichkeit verliehen.

Leider hatte der Apfel nicht immer nur »gute Presse«: Durch das lateinische Wortspiel *malum* (Apfel, apfelähnliche Frucht) und *malum* (das Böse), nur durch die Betonung zu unterscheiden, erhält der Apfel eine zwiespältige Bedeutung. War er einerseits – gekrönt mit einem Kreuz – als Reichsapfel Sinnbild für königliche Herrschaft, wurde er andererseits auch als Symbol sinnlicher Reize und damit auch der Sünde angesehen. Besonders aus der *Sünde und Erlösung* Barockzeit sind viele Gemälde erhalten, die Christus mit einem Apfel in der Hand zeigen; damit wollten die Maler unsere Erlösung von der Erbsünde zum Ausdruck bringen.

Als Zeichen für die himmlischen Freuden halten auf alten Gemälden auch die erlösten Seelen oft Äpfel in den Händen. Wie gut, daß wir zumindest in diesem Punkt himmlische Freuden schon auf Erden genießen können! Doch auch wir tragen dieser Symbolik Rechnung, wenn wir unseren Weihnachtsbaum mit Äpfeln schmücken – als Zeichen dafür, daß Christus uns das Paradies wiedererobert hat.

Apfel-Anekdoten

»Zwei Knaben suchten emsiglich am Baum nach einem Appel; sie fanden beide keinen nich', der Baum, der war 'ne Pappel« lautet ein bekannter Scherzvers der Jahrhundertwende. Pech für die beiden Knaben!

Auch in vielen unserer Märchen und Sprichwörter hat der Apfel Einzug gehalten. Oft wird auch hier seine Doppeldeutigkeit betont: Schneewittchen wurde ein Apfel zum Verhängnis, der nur auf einer Seite vergiftet war. In der griechischen Mythologie bringt ein Apfel dem Königsohn Paris den »schönsten Preis«, löst aber damit zugleich den Trojanischen Krieg aus. Und unser wohlbekanntes Sprichwort vom »Apfel, der nicht weit vom Stamm fällt«, kann genausogut im positiven wie im negativen Sinn verstanden werden.

Urspünglich stammt der Apfelbaum aus Asien. Schon allein deshalb scheint es Bibelforschern unmöglich, ihm die Schuld an allem Übel zu geben: Zu Zeiten von Adam und Eva gab es auf dem Heimatkontinent der Menschheit – Afrika – nämlich gar keine Äpfel.

Erst seit etwa 3000 Jahren ist der Apfel auch in Europa nachzuweisen. Und er wurde sofort eifrig kultiviert: Schon die alten Römer kannten rund dreißig verschiedene Sorten. Im Mittelalter nahmen sich besonders die kirchlichen Institutionen – Klöster und Pfarreien –, aber auch die Bauern der Götterfrucht an und züchteten immer größere und immer süßere Apfelsorten.

Was man beim Anblick der Obsttheke im Supermarkt nie vermuten würde: Wir kennen heute etwa 20 000 verschiedene Apfelsorten! Da die Lagerfähigkeit der Äpfel eine große Rolle spielt, gerieten die meisten davon ins Abseits, und so kommt es, daß beinahe nur noch Garten- und Apfelbaum-Besitzer köstliche »Leder-Renetten« oder »Schafsnasen« genießen können. Doch langsam scheint sich hier ein Wandel anzubahnen, der altbewährten, regionalen Sorten zu einem – vorerst leider noch bescheidenen – Comeback verhilft.

Trojas Fall – schuld war der Apfel

Kultiviert in römischen Villen und mittelalterlichen Klöstern

Vielfalt der Apfelsorten

Hinweis

»Im schönsten Apfel sitzt der Wurm« sollte heutzutage nicht mehr nur als Warnung verstanden werden: Ein Apfel, der gut genug für einen Wurm ist, stammt nämlich sehr wahrscheinlich aus biologischem Anbau.

Der große Dichter Schiller hatte immer ein paar faulende Äpfel in der Schublade des Stehpultes, an dem er seine Werke verfaßte. Heute weiß man, daß der Geruch faulender Äpfel Aromastoffe enthält, die tatsächlich die Gehirntätigkeit fördern.

Warum gerade Apfelessig?

Seine gesundheitsfördernde und verblüffend heilsame Wirkung verdankt der Apfelessig nicht zuletzt den kostbaren Inhaltsstoffen seines Ausgangsmaterials: dem sorgsam vergorenen Saft frischer Äpfel. Während die Essigsäure innerlich wie äußerlich desinfizierend wirkt, Magen und Darm entgiftet, den Magensaft ansäuert – wodurch eine bessere Eiweiß-Vorverdauung erfolgt – und die Eisenverwertung wesentlich verbessert, steuert der Apfelmost wichtige Vitamine und Mineralstoffe bei, die zur Gesunderhaltung und Pflege unseres Körpers unschätzbare Dienste leisten. Zusammen ergeben die beiden einen Wirkstoffmix, der seinesgleichen sucht.

Essigsäure, Vitamine und Mineralstoffe – eine einzigartige Mischung

Hinweis

Vitamin ist nicht gleich Vitamin. In Tablettenform oder als Pulver sind Vitamine nach heutigen Erkenntnissen weit weniger wirksam als »natürlich« in Früchten oder im Gemüse. Das Zusammenspiel der verschiedenen Inhaltsstoffe spielt dabei eine wichtige Rolle.

Guter Apfelessig – und nur solcher eignet sich als Heilmittel – ist naturtrüb, d.h. der Hersteller hat darauf verzichtet, ihn allzu fein zu filtern oder gar zu destillieren. Durch dieses Verfahren erhält man zwar einen durchsichtigen klaren Essig, der jedoch vieler seiner wertvollen Inhaltsstoffe beraubt worden ist. Achten Sie beim Kauf unbedingt darauf, daß Ihr Apfelessig trüb und von dunkler Färbung ist, vielleicht sogar eine leichte Schaumkrone oder Bodensatz hat. Dies sind keine Nachteile, sondern Qualitätsmerkmale!
Ebenso wichtig ist es, daß zu seiner Herstellung ganze Äpfel aus biologischem Anbau verwendet wurden, um sicherzustellen, daß wirklich alle wichtigen Stoffe enthalten sind und die Schadstoffbelastung gering ist. Apfelessig wird häufig auch als »Obstessig« bezeichnet und entsprechend etikettiert.

Apfelessig – am besten trüb und dunkel

Inhaltsstoffe des Apfelessigs im Überblick

Vitamine	Mineralstoffe, Spurenelemente
Vitamin A (wichtig für Augen und Haut)	Bor Chlor
Vitamin B$_1$, Thiamin	Eisen
Vitamin B$_2$, Riboflavin	Fluor
Vitamin B$_6$ Pyridoxin (für Nerven, Energie und bessere Eiweiß-Verwertung)	Kalium Kalzium Kupfer
Vitamin C (stärkt das Immunsystem)	Magnesium Natrium
Vitamin E (fördert die Zellatmung)	Phosphor Schwefel
Beta-Karotin (wehrt freie Radikale ab)	Silizium Zink

Darüber hinaus enthält Apfelessig wertvolles Pektin, Potassium, diverse Enzyme, Bio-Flavonoide sowie – neben der Essigsäure – auch Aminosäuren, Milchsäure, Zitronensäure und Propionsäure.

Essig hausgemacht

Alles Essig?

Nicht alles, was sauer schmeckt, ist auch Essig. Das Gesetz versteht unter Essig »eine zum menschlichen Genuß, insbesondere zum Säuern und Konservieren von Speisen geeignete Flüssigkeit, die entweder durch den Prozeß der doppelten Fermentation, nämlich den der alkoholischen und der Essiggärung, oder durch Verdünnen von für Genußzwecke geeigneter Essigsäure mit Trinkwasser hergestellt wird«.

Was Essig genaugenommen ist

Die verschiedenen Formen von Essig unterscheiden sich also durch die Herstellungsweise. Entweder entsteht er durch die Arbeit der Essigbakterien aus vergorenem Most, oder er wird aus Essig-Essenz und Wasser gemischt. Reine Essigsäure ist vergorener Alkohol, kann aber auch auf synthetischem Wege hergestellt werden. Sie ist stark ätzend. Man kann sie im Handel als 25-prozentige Lösung kaufen; in dieser Form ist sie jedoch ausschließlich zum Entkalken verwendbar. Will man damit Speisen würzen oder sie als Ansatzessig zur Herstellung geschmacklich verschiedener Essigsorten verwenden, muß man sie entsprechend verdünnen.

Zwei Arten der Essiggewinnung

Handelsüblicher Speiseessig, der gewöhnlich durch Gärung entsteht, enthält dagegen von vornherein nur 5 bis 7 Prozent Essigsäure; dabei ist es unerheblich, um welche Essigsorte es sich handelt. Er ist sofort einsetzbar und muß nicht erst verdünnt werden.

Mit 8–10 Prozent Säure sind Zitronen fast doppelt so sauer wie handelsüblicher Essig, der nur etwa 5 Prozent Säure hat.

Da Alkohol im Ausgangsmaterial unerläßlich für die Entstehung von Essig ist, befinden sich auch im fertigen Essig noch Reste davon. Diese sind jedoch mit rund 0,2 Prozent so gering, daß sie praktisch nicht ins Gewicht fallen.

Essigvielfalt

Branntweinessig	wird aus reinem Äthylalkohol hergestellt, dessen Grundlage Kartoffeln und Getreide sind.
Weinessig	entsteht aus Wein, meist Importwein. Es gibt ihn in Rot und Weiß. Hat oft mehr Säure als Apfelessig.
Einlegeessig (Gurkenaufguß)	ist Branntweinessig, der mit Kräutern, Zucker und Aromen versetzt wird. Hierzu gehören auch Kräuter- und Gewürzessige.
Molkeessig	schmeckt durch den hohen Anteil an Milchsäure immer sauerkrautartig.
Honigessig	wird aus Met – verdünntem und vergorenem Honig – hergestellt.
Rosinenessig	ist eine Spielart aus südlichen Ländern mit intensivem Rosinen-Aroma.
Malzessig	stellt man aus vergorenem Malz und Getreide her; sehr aromatisch.
Kartoffelessig	wurde früher sehr häufig und wird heute nur noch selten hergestellt.
Obstessig	kann aus jeder Obstart hergestellt werden, die Most ergibt. Wird aber gewöhnlich aus Äpfeln gewonnen.
Tresteressig	entsteht durch Vergärung von Rückständen der Wein- und Obstweinproduktion.
Balsamessig (Aceto balsamico)	ist ein besonders alter Essig, der viele Jahre in Fässern aus bestimmten, den Geschmack beeinflussenden Hartholzarten lagern muß. Und entsprechend ist er auch teuer.

Die Mutter allen Essigs

Was ist eigentlich »Essigmutter«?

Bei manchen Herstellungs-Verfahren entsteht auf dem werdenden Essig eine Art schlierige Haut – die sogenannte Essigmutter. Sie ist nichts weiter als das Sichtbar-Werden der arbeitenden Essigbakterien, die sich in großen Mengen zusammenschließen. Später sinkt diese »Essighaut« häufig auf den Boden des Gefäßes, wo sie sich weiter verdickt.

Wer das Glück hat, Essigmutter in selbst angesetztem Essig zu entdecken, sollte sich über ihren Wert im klaren sein. Bei Zugabe von Essigmutter zu frischem Most beschleunigt sich der Vorgang der Essigbildung erheblich. Aber auch gesundheitlich ist sie sehr wertvoll: Sie wirkt auf konzentrierte Weise bei all jenen Beschwerden lindernd und heilend, gegen die auch der fertige Essig eingesetzt wird.

Vom Apfelmost...

Beim Apfelkauf: Wichtig ist, was drin' steckt!

Wie bei jedem Rezept gilt auch bei der Herstellung von Apfelessig als erste Regel: »Nur erstklassige Ausgangsprodukte ergeben auch ein erstklassiges Endprodukt.« Wer seine eigene Apfelessig-Hausmarke herstellen möchte, sollte darauf achten, nur einwandfreie, möglichst süße Äpfel aus biologischem Anbau für den Most zu verwenden. Das Aussehen der Äpfel ist dabei nicht weiter wichtig; es kommt nur darauf an, ungespritzte, von Schädlingsbekämpfungsmitteln freie Früchte zu bekommen.

Da Saft, Most oder Wein, die in Geschäften verkauft werden, meist Konservierungsstoffe enthalten, eignen sie sich nicht zur alkoholischen Vergärung. Dagegen läßt sich frischer Saft oder Most aus der Obstpresse problemlos verwenden. Aber auch mit der eigenen Saftpresse kann man ohne große Mühe den nötigen Saft zu Hause herstellen.

TIP!

Stülpen Sie über die gefüllten Saftflaschen einen Luftballon. Da bei der alkoholischen Gärung Kohlendioxid entsteht, nimmt er das Gas auf und bläht sich, verhindert aber weiterhin die Luftzufuhr. Zuviel Wärme ist bei der Apfelsaft-Vergärung ebenso schädlich wie zuviel Kälte. Bei 60 °C sterben die notwendigen Hefezellen ab, und auch Frost blockiert ihre Arbeit.

Man nimmt dazu etwa fünf Kilo gewaschene und geviertelte Äpfel. Saft und Preßrückstände werden leicht mit Wasser verdünnt in Glasflaschen gefüllt, mit je einer guten Messerspitze Hefe und einem kleinen Stückchen Schwarzbrot vermengt und luftdicht verschlossen. Dann überläßt man den Most einige Wochen lang sich selbst, bis sich der gesamte darin enthaltene Zucker in Alkohol umgewandelt hat. Das kann, je nach Lagertemperatur, zwei bis fünf Wochen dauern.

So macht man Apfelmost

Es ist durchaus möglich, daß Sie in dieser Zeit entdecken, wie sich auf dem Most Schaum bildet. Dies ist jedoch kein alarmierendes Zeichen, sondern es handelt sich lediglich um harmlose Hefereste.

...zum Apfelessig

Im Gegensatz zur alkoholischen Gärung ist bei der Essigbereitung die Luftzufuhr von entscheidender Bedeutung. Daher sollten Sie den fertigen Apfelmost in ein möglichst breites, flaches Gefäß geben, das man zu nicht mehr als drei Vierteln füllen darf, um eine große Oberfläche zu schaffen. Bei größeren Mengen kann eine neue, saubere Aquariumpumpe, die die Flüssigkeit ständig langsam mit Sauerstoff durchsetzt, eine große Hilfe sein. Achten Sie aber bei Kunststoffteilen darauf, daß diese säurefest sein müssen!

Auf den Sauerstoff kommt's an

Anschließend wird der Essigtopf mit grobem Stoff oder Fliegengitter bedeckt, um Insekten, besonders die kleinen Mostfliegen abzuhalten. Auch jetzt muß auf die Temperatur geachtet werden: Der heranreifende Essig muß bei 25 bis 35 °C lagern, sonst können die empfindlichen Essigbakterien nicht arbeiten.

Dann ist Geduld angesagt; guter Essig braucht etwa zwei bis drei Monate, um zur Genußreife zu gelangen. In dieser Zeit riecht er wegen der Umwandlung des Alkohols gelegentlich nach Klebstoff, was aber völlig normal ist. Nach seiner Reifezeit verschwindet dieser störende Geruch von selbst.

Zwei bis drei Monate bis zur Reife

Ist Ihr Essig schließlich fertig, sollten Sie ihn durch ein Tuch oder Filterpapier ablaufen lassen, um alle Preßrückstände und Hefereste zu entfernen. Auch von den Essigälchen – winzigen, durchsichtigen Fadenwürmchen, die sich in sauren Flüssigkeiten vermehren – wird er auf diese Weise zuverlässig befreit. Nun kann der Essig in Flaschen abgefüllt und, mit Korken verschlossen, kühl und dunkel aufbewahrt werden. Er sollte noch etwa zwei Wochen lagern, bis auch der restliche Alkohol zur Gänze vergoren ist; dadurch wird sein Geschmack runder und harmonischer.

Vorsicht, Essigälchen!

Wer seinen Essig noch weiter verfeinern will, kann nun verschiedene Kräuter, Gewürze oder Früchte zusetzen und auf diese Weise eine Vielzahl geschmacklich verschiedener Würz-Essenzen herstellen, die jede Küche bereichern. Erste Anregungen dazu finden Sie im Kapitel»Essig für jede Gelegenheit«; aber lassen Sie ruhig auch Ihrer eigenen Phantasie freien Lauf!

Etwas Essig aufbewahren für den nächsten Ansatz

Bewahren Sie einen kleinen Rest Ihres Essigs – mit etwas alkoholischer Flüssigkeit vermischt – im Kühlschrank auf. Bei unter 10 °C sterben die Bakterien nicht ab, arbeiten aber auch nicht mehr. Auf diese Weise haben Sie gleich ein Ansatzmittel für die nächste Essigbereitung.

Per aspera ad astra

»Erfolg ist die Summe aller Mühen« – das gilt auch für die Essigbereitung. Guten Essig herzustellen ist eine Kunst. Und falls es bei Ihnen im ersten Anlauf nicht ganz klappt – versuchen Sie es nochmals!

Apfelessig für Gesundheit und Wohlbefinden

Die Inhaltsstoffe des Apfelessigs

Daß Apfelessig in geradezu verblüffender Weise die Gesundheit fördert, ist nicht mehr nur eine Weisheit der Volksmedizin. Längst hat auch die Wissenschaft diese Tatsache anerkannt und belegt. Untersuchungen haben sich eingehend mit den Inhaltsstoffen dieses »vollkommensten Nahrungsmittels der Natur« – so Paul C. und Patricia Bragg – beschäftigt. Doch bis ins letzte Detail läßt sich die Wirkung von Apfelessig nicht enträtseln, denn es sind vor allem seine Wirkstoffe und die Wechselwirkungen einzelner Inhaltsstoffe miteinander, mit anderweitig zugeführter Nahrung oder auch körpereigenen Stoffen, die sein Geheimnis ausmachen.

Doch das, was wir heute wissen, reicht längst, um wieder großen Respekt vor diesem uralten Hausmittel zu haben. Schon allein sein Gehalt an Vitaminen, Mineralien und Spurenelementen, allesamt von großer Bedeutung für unseren Stoffwechsel, gibt jenen recht, die ihn für eine der nährstoffreichsten, gesündesten Flüssigkeiten überhaupt halten.

Das Geheimnis des Apfelessigs

Kalium

Apfelessig ist reich an Kalium, einem der wichtigsten, für jedes lebende Wesen unentbehrlichen Minerale. Als Gegenspieler von Natrium ist Kalium von größter Bedeutung für den Wasserhaushalt unseres Körpers. Es entwässert unsere Zellen und sorgt auf diese Weise für die Entgiftung unseres gesamten Organismus. Ohne Kalium würden sich die Körperzellen so sehr

Hinweis

Äußerliche Anzeichen von Kaliummangel sind schlaffe, faltige Haut und ein lascher Muskelapparat. Aber auch Gedächtnisschwäche, Erschöpfungszustände und Herz-Rhythmus-Störungen können auf einen Kaliummangel hinweisen.

Kalium entgiftet unseren Körper

mit Wasser vollsaugen, daß sie platzten – sich also selbst zerstörten. Auch Gehirn und Nerven sind auf eine gute Kaliumversorgung angewiesen; des weiteren regelt dieses Mineral den Spannungszustand unserer Blutgefäße.

Regelmäßige Einnahme von Apfelessig kann hier von entscheidender Bedeutung sein. Aber auch Rosinen, Avocados, Hülsenfrüchte, Himbeeren, Holunder, Löwenzahnblätter, Datteln und ganz besonders Petersilie spenden viel Kalium.

Pektin

Da fast alle Inhaltsstoffe der ganzen Äpfel in den Apfelessig übergehen, enthält dieser auch viel Pektin. Als Ballaststoff sorgt Pektin dafür, daß unsere Verdauung gut funktioniert, hat aber auch viele andere wichtige Eigenschaften, die zum Teil gerade in letzter Zeit entschlüsselt worden sind. Deren wichtigste ist vielleicht die, den Cholesterinspiegel in unserem Blut positiv zu beeinflussen. Bei einer wissenschaftlichen Studie wurde nachgewiesen, daß durch die Behandlung mit Apfelpektin die Werte des »bösen« LDL-Cholesterins, das für Arterienverkalkungen und schlechten Blutfluß verantwortlich ist, um bis zu 30 Prozent verringert werden konnte.

Pektin – gut für den Cholesterinspiegel

Das im Apfelessig enthaltene Pektin bewirkt bei regelmäßiger Einnahme eine Steigerung der Konzentrationsfähigkeit und führt allgemein zu einer besseren Durchblutung und dem damit verbundenen gesteigerten Wohlbefinden.

Aufgrund seiner Wasserlöslichkeit verbleibt Pektin von allen Ballaststoffen am längsten im Körper, kann also auch länger wirksam sein.

Magnesium

Die Natur hält Magnesium für ausgesprochen wichtig. Dies ist schon daran zu erkennen, daß dieses Mineral praktisch als einziges in stets konstanter Konzentration in unserem Blut vorhanden ist. Genaues darüber, wie der Mensch dies fertigbringt, weiß man noch nicht.

Magnesium aktiviert mehr als 300 Enzyme, ist maßgeblich an der Herstellung von Streßhormonen beteiligt und arbeitet fleißig in unserem Fett-, Kohlehydrat- und Eiweiß-Stoffwechsel mit. Auch auf unsere Psyche hat es großen Einfluß.

Magnesiummangel kann Knochen- und Muskelbeschwerden, unangenehmes Kribbeln in den Extremitäten, Störungen der Herzfunktion, Nervosität, Angst und Depressionen verursachen. Auch Zahnverfall und Durchfälle lassen sich darauf zurückführen.

Grünes Gemüse und Blattsalate enthalten viel Magnesium. Erheblich mehr davon findet sich in allen Arten von Samen, Nüssen, Soja und dem vollen Getreidekorn. Auch Kakao und alle Hülsenfrüchte sind sehr magnesiumreich. Etwa 4,5 mg Magnesium pro Kilo Körpergewicht sind für unsere Gesunderhaltung nötig; bei starker Belastung, Streß oder nicht optimaler Ernährung kann sich der Bedarf jedoch stark erhöhen.

Magnesium – wichtig bei Belastungen und Streß

Kalzium

Dieses Mineral ist unentbehrlich für den Aufbau und Erhalt von Knochen und Zähnen. Aber auch im Blut, in Muskeln und Organen finden sich – vergleichsweise geringe – Mengen von Kalzium, das für die Funktion der Muskeln – auch des Herzens – und der Nerven bedeutsam, aber auch für die Gerinnungseigenschaften des Blutes verantwortlich ist.

Kalzium – für unseren Körper unentbehrlich

Leider ist Kalzium ein »kapriziöses« Mineral: Ob unser Körper das in den Nahrungsmitteln enthaltene Kalzium aufnehmen und verwerten kann oder nicht, hängt davon ab, in welchem »Zusammenhang« es steht. So verhindert z.B. Oxalsäure (in Spinat etwa), daß Kalzium in ausreichenden Mengen aus den Nahrungsmitteln resorbiert wird. Am günstigsten sind nach wie vor Milch und Milchprodukte, doch diese werden nicht von jedermann vertragen. Gerade bei sehr jungen oder älteren Menschen kann der darin enthaltene Milchzucker Verdauungsprobleme auslösen. Mangel an Kalzium ist die wichtigste Ursache der gefürchteten Osteoporose, bei der die Knochen dünn und brüchig werden. Viele Menschen nehmen zur Vorbeugung oder Behandlung von Kalziummangel regelmäßig kalziumhaltige Präparate aus der Apotheke ein. Oft ist dies sinnlos, denn Kalzium braucht, um vom Körper verwertet zu werden, Magensäure und eine verzögerte Magenentleerung. Diese Bedingungen werden jedoch nur durch die Verdauung des Nahrungsbreis hergestellt.

Starke Kaffeetrinker brauchen mehr Kalzium als andere Menschen. Das Koffein sorgt nämlich dafür, daß vorhandenes Kalzium aus dem Körper ausgeschwemmt wird.

Auch Apfelessig enthält Kalzium, das dank der ebenfalls enthaltenen, also gleich mitgelieferten Zitronensäure leicht vom Körper verdaut und aufgenommen werden kann. Diese Wirkung kann man sich auch bei anderen Lebensmitteln, die Kalzium enthalten – Sojabohnen, Petersilie, getrocknete Feigen, Dill, Mandarinen, Eigelb etc. – durch Zugabe von Apfelessig sehr gut zunutze machen.

Apfelessig zu kalziumhaltigen Lebensmitteln

Phosphor

Phosphor ist eines der vielseitigsten Minerale überhaupt. Rund 650 Gramm dieses Biostoffs befinden sich im Körper eines Erwachsenen. Damit ist Phosphor – nach Kalzium, mit dem es beim Aufbau der Knochen eng zusammenarbeitet – das Mineral mit der höchsten Konzentration im menschlichen Körper.

Phosphatverbindungen – wichtige Bestandteile der Gehirn- und Nervenzellen

Aber nicht nur für gesunde Knochen ist Phosphor wichtig, auch das psychische Gleichgewicht hängt stark vom Phosphorgehalt im Körper ab. Phosphatverbindungen sind wichtige Bestandteile der Schutzschichten unserer Nerven- und Gehirnzellen. Auch bei der Verwertung der Vitamine B_2 und B_3 spielt Phosphor eine wichtige Rolle. Darüber hinaus ist es Phosphor, der für die Energie sorgt, die jede Art von Bewegung erst möglich macht. Ohne Phosphor wären wir buchstäblich nicht imstande, »den kleinen Finger zu rühren«.

Normalerweise stellt die Versorgung mit Phosphor durch unsere Nahrung kein Problem dar. Das Mineral ist in Lebensmitteln – sowohl pflanzlichen wie auch tierischen Ursprungs – in ausreichendem Maße enthalten. Bei älteren Menschen kann es allerdings zu Schwierigkeiten kommen, genügend Phosphor über den Darm ins Blut aufzunehmen. Meist jedoch ist das Gegenteil der Fall: Süße Limonaden, besonders Cola, Fertiggerichte und Teigwaren aus Weißmehl enthalten so viel Phosphor, daß der Körper veranlaßt wird, mehr Kalzium freizusetzen, um die Balance zwischen diesen beiden Mineralen zu wahren. Und das führt letztlich zur gefürchteten Osteoporose.

Arthritis, Müdigkeit und Lustlosigkeit, Gewichtsschwankungen und Wachstumsstörungen können Anzeichen für Phosphormangel sein.

Eisen

Alle Zellen in unserem Körper brauchen, um aktiv zu sein, eine ständige Versorgung mit Sauerstoff. Dieser wird ihnen durch die Hämoglobinmoleküle zugeführt. Außerdem verleihen sie dem Blut die rote Farbe. Hämoglobin ist der wichtigste Bestandteil der roten Blutkörperchen. Jedes davon enthält etwa 300 Millionen Hämoglobinmoleküle. Gesundes Knochenmark produziert unablässig rote Blutkörperchen, um Blutarmut – und damit eine Verschlechterung der Zellversorgung – zu verhindern. Dort wird auch das Hämoglobin hergestellt, mit dem die »neuen« Blutkörperchen für ihre Aufgabe bestückt werden. Das nötige Eisen hierfür muß allerdings über den Darm ins Blut aufgenommen werden.

Knochenmark – Blutspender für den eigenen Körper

Um jedoch dorthin zu gelangen, muß das mit der Nahrung aufgenommene Eisen schon im Magen durch Säure in seine Bestandteile aufgelöst werden. Apfelessig ist nicht nur ein guter Eisenlieferant, sondern verhilft durch seine Säure gleichzeitig zu einer optimalen Verwertung dieses Spurenelements.

Besonders Frauen leiden aufgrund der Regelblutung häufig unter Eisenmangel. Denn Eisen wird nicht durch den Urin ausgeschieden, sondern im Körper wiederverwertet. Durch den Blutverlust bei der Menstruation geht jedoch viel dieses wertvollen Biostoffs verloren. Deshalb müssen Frauen darauf achten, bis zum Einsetzen der Menopause ihrem Körper wesentlich mehr Eisen zuzuführen als Männer. Denen genügen pro Tag etwa 10–12 Milligramm, Frauen dagegen sollten je nach Stärke ihrer Regelblutungen bis zu 25 Milligramm Eisen zuführen.

Eisenmangel erkennt man zum Beispiel an ständiger Müdigkeit, blasser Haut, Haarausfall, brüchigen Nägeln und Konzentrationsschwächen. Auch die Libido kann durch Eisenmangel beeinträchtigt werden.

Innereien, Muscheln, Hülsenfrüchte, Nüsse, Kürbissamen, Vollkornbrot und Pilze sind reich an natürlichem Eisen. Allerdings ist es nur in bestimmten Kombinationen auch verwertbar. Bis ins letzte sind diese Zusammenhänge noch nicht erforscht. Man weiß jedoch, daß die gleichzeitige Zufuhr von Vitamin C die Aufnahme von Eisen aus der Nahrung erhöht.

TIP!

Machen Sie es sich zur Gewohnheit, etwas Obst – zum Beispiel Orangen, Äpfel oder Kiwi – zu Ihren Fleisch- oder Fischgerichten zu essen. Damit garantieren Sie eine erhöhte Aufnahme von Eisen ins Blut.

Eisenmangel – oft Grund für Müdigkeit und Konzentrationsschwäche

Karotene

Das im Apfelessig enthaltene Beta-Karotin ist ein fetthaltiger Farbstoff, der als Stoffwechselvorläufer des Vitamins A gilt. Dieses wiederum wird im tierischen Stoffwechsel produziert, befindet sich also speziell in Milch und Milchprodukten, in Eiern und Leber sowie ganz besonders im Lebertran.

Karotene sind die Verbündeten des Lebens im Kampf gegen die sogenannten »freien Radikale« – Killersubstanzen, die auch in unseren Körperzellen vorkommen und dort die Energiegewinnung entscheidend stören können. Aber

Karotine bekämpfen »freie Radikale«.

Freie Radikale

▶ Freie Radikale sind ungesättigte Moleküle, denen ein Elektron fehlt.

▶ Diese versuchen, in die Mitochondrien, die »Brennöfen« unserer Körperzellen, einzudringen, um dort einem Molekül sein Elektron zu rauben.

▶ Dadurch bricht die Energieversorgung der Zelle zusammen; sie wird zerstört.

▶ Aus den beraubten Molekülen werden nun ihrerseits neue freie Radikale, wodurch sich die Zellschädigung gleich einer Kettenreaktion fortsetzt.

▶ Freie Radikale entstehen durch Umweltgifte, Schadstoffe und Sonnenlicht.

▶ Sie werden zu den Krebserregern gezählt.

▶ Laut Professor Gladys Block von der Universität von Kalifornien ist jede unserer Körperzellen täglich rund 10 000mal dem Angriff von freien Radikalen ausgesetzt.

Beta-Karotin im Apfelessig, eines der wirksamsten Antioxydantien

auch bestimmte Krebsarten, Herzerkrankungen, Immunschwächen und Sehstörungen gehen auf ihr Konto.

Die reichliche Aufnahme von Karotenen dagegen gewährleistet ein »junges« Aussehen, da sie unsere Körperzellen schützen. Vorzeitiges äußerliches Altern ist also auch eine Folge von Karotinmangel. Wer gern »zehn Jahre jünger« aussehen möchte und Wert auf glatte, geschmeidige Haut legt, sollte ausreichend stark gefärbtes Gemüse und Obst essen, zum Beispiel Aprikosen, Brokkoli, Paprika, Mangold, Spinat, Tomaten, Karotten oder Kürbis.

Länger leben mit Aprikosen

Wissenschaftliche Studien haben ergeben, daß die Volksgruppe der Hunzas im nordwestlichen Karakorum (Pakistan) ihre auffallende Langlebigkeit dem reichlichen Verzehr von Aprikosen verdanken, einer Obstsorte, die besonders viel Karotin enthält.

Das Beta-Karotin im Apfelessig gilt als eines der wirksamsten Antioxydantien, mit denen den freien Radikalen zu Leibe gerückt werden kann. Es ist außerdem besonders leicht verdaulich und kann vom Körper schnell verwertet werden.

Wer brüchige Fingernägel, trockenes, glanzloses Haar und trockene Haut hat, sollte sich auf Vitamin-A-Mangel untersuchen lassen. Auch Nachtblindheit, häufige Infektionen und Hautausschläge sind Warnsignale.

Essen Sie karotinhaltige Nahrungsmittel – dunkelgrünes oder orangefarbenes Obst und Gemüse – stets mit einer kleinen Beigabe von Fett. Erst durch diese Fettzugabe kommt es zu einer Steigerung der Vitamin-A-Konzentration im Blut.

Vitamin A

Ein Zusammenspiel von Enzymen, Gallensalzen, Vitamin E, den Hormonen der Schilddrüse sowie Zink und Eisen ist nötig, um aus den Karotenen Vitamin A zu bilden. Bei Vitamin A handelt es sich um ein fettlösliches Vitamin, das beispielsweise im Gegensatz zu Vitamin C im Körper gespeichert werden kann. Es stimuliert die Schleimproduktion und sorgt dafür, daß unsere Schleimhäute feucht gehalten werden. Fehlt dieses wichtige Vitamin, kann es zu Hornschichten um Magen, Darm, Blase und Lunge, aber auch auf der Haut kommen. Schließlich kann das Fehlen von Vitamin A sogar für die Entartung der Zellen zu Krebszellen verantwortlich sein!

Vitamin A hält die Schleimhäute feucht.

Darüber hinaus benötigen unsere Augen Vitamin A zur Herstellung des Sehpurpurs Rhodopsin, das bei jedem Lichtreiz gebraucht wird. Sehstörungen, Bindehautentzündungen und verstopfte Tränenkanäle sind die Folgen bei Vitamin-A-Mangel.

Auch bei der Herstellung von Progesteron ist Vitamin A beteiligt. Wer an Libidomangel oder Unfruchtbarkeit leidet, sollte vom Arzt einen Vitamin-A-Spiegel machen lassen, denn möglicherweise liegen Mangelerscheinungen vor. Neuerdings ist auch wissenschaftlich belegt worden, daß Knochen, Knorpel und Zähne ebenfalls Vitamin A benötigen, da es mit dem Wachstumshormon zusammenarbeitet und somit mitverantwortlich für das Wachstum der Körperzellen ist.

Das Wachstum der Zellen wird durch Vitamin A unterstützt.

Schließlich stimuliert Vitamin A das Wachstum der Thymus-Drüse, die eine wichtige Rolle in unserem Immunsystem spielt. Sie wird mit zunehmendem Alter kleiner und weniger effektiv, doch eine gute Versorgung mit Vitamin A bringt es fertig, sie wieder wachsen zu lassen.

Leider werden die in den Lebensmitteln enthaltenen Karotene – die Stoffwechselvorläufer des Vitamins A – von unserem Körper nicht vollständig verwertet. Eine ganze Menge dieser wertvollen Stoffe werden mit dem Stuhl wieder ausgeschieden. Deshalb sollte man darauf achten, möglichst vollwertige Nahrung zu sich zu nehmen, um eine hohe Nährstoffdichte zu erreichen.

> **TIP!**
>
> Karotten – die von allen Gemüsesorten den größten Gehalt an Vitamin A aufweisen – sollten entweder fein geraspelt oder gegart gegessen werden. Das hilft dem Körper, das enthaltene Vitamin herauszulösen.

Besonders reichlich ist das Vitamin A in der Leber bzw. im Lebertran enthalten. Auch alle dunkelgrünen, gelben und orangen Gemüse- und Obstsorten enthalten dieses wertvolle Vitamin.

Starke körperliche Anstrengungen, Verdauungsprobleme, Alkohol- oder Medikamentenmißbrauch und auch Kälte erhöhen unseren Bedarf an Vitamin A beträchtlich, da sie schon die Aufnahme des Vitamins behindern.

Vitamin-B-Komplex

Vitamine der B-Gruppe: nur gemeinsam sind sie stark.

Die B-Vitamine treten stets gemeinsam als Komplex auf; nie findet man ein einzelnes B-Vitamin isoliert in einem natürlichen Nahrungsmittel. Sie arbeiten auch so eng zusammen, daß sie stets gemeinsam zugeführt werden müssen. Behandlungen mit einzelnen Vitaminen des B-Komplexes hätten also keinen Sinn.

Alle B-Vitamine sind wasserlöslich, werden also aus dem Körper ausgespült, und müssen regelmäßig ersetzt werden.

Nerven, Muskeln und Verdauungsapparat benötigen den gesamten Vitamin-B-Komplex, um einwandfrei zu funktionieren. Da aber die meisten unserer raffinierten – also bearbeiteten – Lebensmittel wie Zucker, Getreide oder Reis von eben jenen Bestandteilen »befreit« worden sind, in denen das meiste Vitamin B sitzt, kann kaum noch jemand von sich behaupten, wirklich optimal mit Vitamin B versorgt zu sein. Es ist daher von großer Bedeutung für unsere Gesundheit, möglichst naturbelassene Vollwertnahrung zu uns zu nehmen. Dann nehmen wir auch ausreichend Vitamine des B-Komplexes auf.

Vitamin-B-Komplex

Alle B-Vitamine lassen sich zwei Gruppen zuordnen.

▶ B-Vitamine, die für die Zerlegung von Nährstoffen wichtig sind:
B_1 (Thiamin)
B_2 (Riboflavin)
B_3 (Niazin)
B_5 (Pantothensäure)
sowie Biotin, Cholin und Inositol

▶ B-Vitamine, die spezielle Aufgaben erfüllen:
B_6 (Pyridoxin)
B_{12} (Kobalamin)
sowie Folsäure und Paraaminobenzoesäure
Beide Gruppen sind eng aufeinander angewiesen.

Vitamin C

Die Bedeutung, die dem Vitamin C für die Stärkung unseres Immunsystems zukommt, kennt inzwischen wohl jedes Kind. Daß es aber auch zu den wichtigsten Stabilisatoren unserer Psyche gehört, ist nur wenigen bekannt. Und doch ist es verantwortlich für die Produktion von verschiedenen Hormonen und Nervenreizstoffen, die für positive Empfindungen sorgen. Man könnte also sagen, daß eine ausreichende Versorgung mit Vitamin C uns zu glücklicheren, zufriedeneren Menschen macht. Daneben ermöglicht das Vitamin C die

Das Vitamin C in der Zitrone

Trinken Sie nicht nur den Saft einer Zitrone – essen Sie auch das Fruchtfleisch mit; dann erhöhen Sie nämlich die Wirkung des aufgenommenen Vitamin C um ein Vielfaches!

Produktion von Streßhormonen – und nur diese Eiweißkörper können die ungeliebten Fettzellen (Adipozyten) öffnen. Das darin gespeicherte Fett gelangt nun in den Blutkreislauf, kann aus diesem entnommen und in den Mitochondrien verbrannt werden.

Nicht zuletzt kräftigt dieses Vitamin unser Bindegewebe und festigt alle Gefäßwände unseres Körpers, sorgt für gesundes Zahnfleisch und feste Zähne, reguliert den Eisenhaushalt und stabilisiert das Körpergewicht!

Einen Überschuß an Vitamin C gibt es nicht. Es ist ungiftig und kann zudem nicht überdosiert werden, weil es binnen 24 Stunden über den Urin wieder ausgeschieden wird. Bei zu reichlicher Vitamin-C-Zufuhr verwendet unser Körper allerdings nur noch 50 Prozent davon.

Vitamin C sollte in Form von frischem Obst und Gemüsen immer wieder in kleinen Portionen – über den Tag verteilt – dem Körper zugeführt werden.

Das im Apfelessig enthaltene Vitamin C wird wiederum durch die ebenfalls enthaltenen Bioflavonoide – Stoffe, die unter anderem für die Farben von Pflanzen verantwortlich sind – geschützt. So können beide koordiniert für unser körperliches und geistiges Wohlbefinden arbeiten.

Tiere können Vitamin C in ihren Körpern selbst herstellen. Das ist auch der Grund, warum sie sich nie »erkälten«.

Vitamin E

Wie die Vitamine A und C gehört auch das Vitamin E zu den Antioxydantien, jenen Stoffen, die freie Radikale bekämpfen und vernichten. Aber Vitamin E verhindert auch Durchblutungsstörungen und schützt alle wichtigen Körperdrüsen. Erst in jüngster Zeit wurde entdeckt, daß dem Vitamin E auch entzündungshemmende Eigenschaften zugeschrieben werden müssen.

Vitamin-E-Mangel bedingt Sehschwächen, Müdigkeit, Entzündungen im Verdauungstrakt, aber auch Altersflecken, Nervosität und schlecht heilende Wunden. Auch Unfruchtbarkeit kann eine Folge sein.

Vitamin C stärkt das Immunsystem

Vitamin C – es wird uns nie zuviel!

Bioflavonoide

Hinweis auf Vitamin-E-Mangel

Besonders reich an Vitamin E sind Öle aus Sonnenblumenkernen, Mandeln, Sojabohnen und Walnüssen, aber auch Margarine, Nüsse, Butter, Eier, Milch, Getreide und Samen.
In diesem Zusammenhang sei noch auf folgende Punkte hingewiesen:

▶ Wer auf den kleinen Löffel Öl zum Salat oder zur Rohkost verzichtet, kann sich dadurch um das Beste bringen: Manche Vitamine brauchen unbedingt etwas Fett als Begleiter, um vom Körper wirklich genutzt werden zu können.

▶ Bevorzugen Sie stets kaltgepreßte Öle; sie enthalten bis zu zwei Drittel mehr Vitamin E als industriell bearbeitete Öle und Fette.

▶ Da Essig die Fettverdauung erleichtert, ja überhaupt erst möglich macht, ist er der ideale Bestandteil aller Arten von Marinaden und Salatsaucen.

Essigsäure

Essigsäure ist eine der wichtigsten Säuren überhaupt. Auch unser Körper bildet selbst Essigsäure bei fast allen Stoffwechselvorgängen als Zwischenprodukt; ohne sie könnten wir weder Fett noch Kohlehydrate verdauen. Der regelmäßige Verzehr von Essig hilft also mit, unseren Stoffwechsel in Schwung zu halten und die in der Nahrung enthaltenen Stoffe nutzbringend zu verwerten. Schon im Mund beginnt die segensreiche Wirkung dieses ganz besonderen Lebens-Mittels: Durch die Säure wird der Speichelfluß angeregt und damit die wichtige Vorverdauung in Gang gesetzt.

Essig senkt den pH-Wert und verstärkt die Magensäure.

Im Magen wirkt Essig dann als »Säurelocker«; das bedeutet, daß der pH-Wert gesenkt und die Magensäure verstärkt wird. Dadurch wird eine optimale Eiweiß-Vorverdauung erreicht. Gleichzeitig fungiert die Magensäure auch als Schutzschild gegen krankmachende Bakterien, die sich auf dem Weg ins basisch-alkalische Darmmilieu befinden, wo sie sich ansiedeln und rasch zu großen Kolonien anwachsen können. Im Gegensatz zu Viren – die vor allem empfindlich auf Wärme reagieren – sind Bakterien relativ schutzlos gegen Säuren. Der durch Essigsäure verstärkte Magensaft wird so für die meisten von ihnen zum unüberwindlichen Hindernis.

Essig gegen Keime und Bakterien

Die keimtötenden und desinfizierenden Eigenschaften der Essigsäure können gar nicht hoch genug geschätzt werden – und das nicht nur beim Einlegen und Konservieren von Lebensmitteln. Fäulnisbakterien, die sich in der Darmflora ansiedeln, können nämlich auch Nahrungsmittel auf dem Weg durch unseren Darm regelrecht verfaulen lassen. Das führt zu einer schleichenden Selbstvergiftung, die für unseren Organismus sehr gefährlich ist. Giftstoffe werden nicht mehr durch den Stuhlgang nach außen befördert, sondern suchen sich durch Furunkel, Pickel und Fisteln einen anderen Weg nach draußen. Oder – noch schlimmer – sie konzentrieren sich in Gelenken, Muskeln und Organen und lösen dadurch schmerzhafte Erkrankungen wie Gicht, Ischias, Gelenkentzündungen usw. aus. Auch giftige Gärungsgase entstehen als Produkte der Fäulnisbakterien.

Entgiftungsorgane regeln den Säuregehalt.

Dem kann man mit regelmäßigem Genuß von Essigsäure – besonders der im Apfelessig enthaltenen – gut vorbeugen, denn Essig tötet die Fäulnisbakterien ab. Somit geht die Giftproduktion im Darm rasch zurück; Darm und Darmflora können sich erholen und wieder besser arbeiten.

Da Essigsäure nachweislich anregend auf die Darmtätigkeit wirkt, beschleunigt sich auch der Transport der Nahrung. Ein Teil des verzehrten Fettes wird dadurch unverdaut wieder ausgeschieden, kann also gar nicht erst in den Fettzellen gespeichert werden.

Verdauungsfördernde Wirkung

Durch die wesentliche Verbesserung der Eisenverwertung sorgt Essigsäure zudem für eine vermehrte Produktion von roten Blutkörperchen, die den Sauerstoff in unserem Körper transportieren. Somit belebt Essig auch die Zellatmung, was wiederum zu einer erhöhten Leistungsfähigkeit der Zellen und damit zu einer gesteigerten Energieproduktion führt.

Und nicht zuletzt ist Essigsäure auch eine Wohltat für unsere inneren Organe, weil sie stark entschlackend auf Nieren, Blase und Harnleiter wirkt und die Arbeit dieser Entgiftungsorgane unterstützt.

Entschlackende Wirkung

Von Säuren und Basen

Damit unser Körper gesund und funktionstüchtig bleibt, muß im Blut und in anderen Körperflüssigkeiten die Balance zwischen Säuren und Basen gewahrt bleiben. Ob eine Flüssigkeit sauer oder alkalisch reagiert, gibt deren pH-Wert an: Bei Säuren liegt dieser unter 7, bei Basen darüber. Die Entgiftungsorgane sorgen im Normalfall dafür, daß das Gleichgewicht von Säuren und Basen gewahrt bleibt. Zusätzlich neutralisieren sie Überschüsse beider Arten rasch.

Entgiftungsorgane neutralisieren den Säuregehalt.

Nahrungsmittel können im Körper sauer, basisch oder auch neutral wirken. Allzu reichlicher Genuß von Zucker, Kaffee, Alkohol oder auch von Fleisch kann eine Übersäuerung verursachen, die schädliche Folgen für unsere Gesundheit hat. Dies ist jedoch nicht bei Apfelessig der Fall. Dieser wird im Körper durch den Stoffwechsel zu Wasser und Kohlendioxid und über die Blase und die

Lunge wieder ausgeschieden. Die zurückbleibenden Mineralstoffe aber bilden Basen und helfen auf diese Weise mit, das Gleichgewicht stabil zu halten! Solange unser Organismus mit genügend Wasser versorgt wird und die Ausscheidungs- und Entgiftungsorgane gesund sind, setzt er überschüssige Säuren schnell »schachmatt«.

Vorbeugen ist besser als heilen

Gäbe es die berühmte Fee mit den drei Wünschen wirklich, würden sich wohl die meisten Menschen an erster Stelle Gesundheit wünschen. Damit würden Sie aber vielleicht einen der drei kostbaren Wünsche vergeuden; denn Gesundheit läßt sich in den meisten Fällen auch im Do-it-yourself-Verfahren sichern! Genügend Bewegung an der frischen Luft, inneres Gleichgewicht und eine vernünftige, möglichst naturbelassene Ernährung reichen aus, die meisten Krankheiten von vornherein zu verhüten und die Gesundheit zu erhalten.

Vorbeugen mit Apfelessig

Gerade im Bereich der Vorsorge ist der Apfelessig ein wunderbarer Helfer und Begleiter. Seine wertvollen Inhaltsstoffe ergänzen und bereichern unsere Nahrung auf optimale Weise, und sie beugen so vielen Mangelerkrankungen vor. Wer den Tag mit einem Apfelessig-Trunk beginnt, hat schon morgens viel getan, um seine Vitalität und Lebenskraft bis ins hohe Alter zu sichern.

Apfelessig-Trunk

Dieses Getränk ist einfach zuzubereiten, wohlschmeckend und sehr belebend: Ein Glas (Mineral-)Wasser wird mit zwei Teelöffeln Apfelessig vermischt und mit ein oder zwei Teelöffeln naturreinem Honig gesüßt. Genießen Sie den Trank langsam und in kleinen Schlucken, denn viele der Inhaltsstoffe werden am besten durch die Mundschleimhaut aufgenommen.

Essig für Schwangere

Daß schwangere Frauen eine Vorliebe für Essiggurken und Rollmops haben, ist schon beinahe sprichwörtlich. Dem Grund dafür ist man mit wissenschaftlichen Methoden auf der Spur: Apfelessig enthält nämlich eine – noch nicht völlig erforschte – Substanz, die das Wachstum der Plazenta fördert.

Kuren mit Apfelessig

Die kurmäßige Anwendung von Apfelessig ist seit alters her in der Volksmedizin bei vielen Erkrankungen sehr beliebt. Sie potenziert die heilenden Kräfte des Essigs und ist – nach Rücksprache mit dem behandelnden Arzt – meist auch therapie-begleitend und -unterstützend hoch wirksam.

Apfelessig – in der Volksmedizin seit alters her beliebt

Wer es jedoch erst gar nicht so weit kommen lassen will, ist mit einer vorbeugenden Apfelessigkur gut beraten. Denn Apfelessig sorgt mit seinem Reichtum an Vitaminen und Mineralien für eine deutliche Verbesserung unserer Abwehrkräfte, unterstützt den Stoffwechsel und hilft unserer Verdauung auf die Sprünge – Vorgänge, die die Krankheitserreger ganz und gar nicht schätzen!

Gerade im Wechsel der Jahreszeiten – vom Winter auf das Frühjahr, vom Herbst auf den Winter – kann eine Apfelessigkur wahre Wunder bewirken. Sie belebt und kräftigt, schafft neue Energie und erhält unser inneres Gleichgewicht.

Wechsel der Jahreszeiten

Eine Apfelessigkur hat gegenüber anderen Kuren den Vorteil, problemlos und ohne großen Aufwand zu Hause durchgeführt werden zu können.

Es ist daher nicht unbedingt nötig, sich für eine Apfelessigkur Urlaub zu nehmen. Wählen Sie aber auch keine allzu hektische, arbeitsreiche Zeit. Gerade zu Anfang werden Sie sich gelegentlich schlapp, nervös oder gereizt fühlen.

Die Kur kann unterschiedlich lang sein, sollte sich aber zumindest über den Zeitraum einer Woche erstrecken. Besser sind natürlich längere Kurphasen, sechs bis acht Wochen etwa. Und am allerbesten ist die Umstellung auf ein lebenslanges Kuren mit Apfelessig!

Hinweis

Der Apfelessig-Trunk sollte gleich morgens vor dem Frühstück eingenommen werden. Menschen mit empfindlichem Magen können ihn jedoch auch während oder nach dem Frühstück zu sich nehmen.

Testen Sie sich selbst: Brauchen Sie eine Entschlackungskur?

Es wird höchste Zeit für eine Entschlackungskur, wenn

- ▶ Sie oft kaum noch Appetit haben,
- ▶ Sie nachts mehrmals zur Toilette müssen,
- ▶ Sie häufig erkältet sind und zu grippalen Infekten neigen,
- ▶ Sie sich oft gereizt und überfordert fühlen,
- ▶ Sie nachts lange nicht einschlafen können, dafür aber tagsüber oft müde sind,
- ▶ Sie immer wieder an Durchfall, Verstopfung oder Blähungen leiden,
- ▶ Sie bei sportlicher Betätigung oder auch nur beim Treppensteigen ziehende Schmerzen in den Gelenken spüren,
- ▶ Sie an unreiner Haut, Fisteln oder Furunkeln leiden,
- ▶ Sie Ihrem Gedächtnis nicht mehr so recht trauen und immer öfter lieber zu Papier und Bleistift greifen,
- ▶ Sie nachts von schmerzhaften Muskelkrämpfen heimgesucht werden,
- ▶ Sie unzufrieden mit dem Zustand Ihrer Haare sind und bemerken, daß mehr als gewöhnlich davon ausfallen,
- ▶ Sie sich im Spiegel älter finden, als Sie sind.

Entschlacken in sieben Tagen

Verschlackung beeinträchtigt das Wohlbefinden.

Falsche Ernährung, Darmträgheit und allgemeiner Bewegungsmangel sind die Hauptursachen dafür, daß heute viele Menschen an starker Verschlackung leiden. Aber auch Umweltgifte können an der Entstehung von Schlacken beteiligt sein. Diese Schlacken – Rückstände und Giftstoffe, die beim Stoffwechsel entstehen – können dann nicht mehr über Darm, Nieren, Lunge und Haut ausgeschieden werden, sondern lagern sich in allen Geweben und auch in den feinen Übermittlungswegen zwischen Blut und Körperzellen ab. Das führt zu einer ernsthaften Beeinträchtigung unseres Wohlbefindens: Verdauungsstörungen, Gelenk- und Spannungsschmerzen, Stimmungsschwankungen, aber auch rheumatische Erkrankungen und erhöhte Infektanfälligkeit sind die Folge.

Um diesen Erkrankungen vorzubeugen, ist eine Apfelessigkur ideal. Sie unterstützt alle Ausscheidungsprozesse und regt – besonders durch das entwässernde Kalium – den Abtransport der Giftstoffe aus den Zellen an. Darüber hinaus vernichtet Apfelessig Fäulnis- und Krankheitserreger in Magen und Darm, normalisiert die Wasserstoff-Ionen-Produktion und steuert damit einer Übersäuerung des Körpermilieus entgegen.

Apfelessig unterstützt die Ausscheidungsprozesse und entgiftet den Körper.

Entschlackungskur-Programm

Die Entschlackungskur mit Apfelessig erstreckt sich über eine Woche und beinhaltet zwei Trinktage, drei Eßtage und zwei Aufbautage.

Um die Ausscheidung der Giftstoffe anzukurbeln, muß viel getrunken werden. Zwei bis drei Liter Flüssigkeit täglich – bestehend aus Mineralwasser, Apfelessig-Trunk, Tee, Obst- und Gemüsesäften – sind absolutes Muß.

An den ersten beiden Tagen sollten Sie überhaupt keine feste Nahrung zu sich nehmen.

Trinken ist wichtig: als Minimum zwei bis drei Liter pro Tag.

▶ Trinken Sie morgens den Apfelessig-Trunk, bestehend aus Wasser, 2 Teelöffeln Apfelessig und 1–2 Teelöffeln Honig.

▶ Wenn Sie eine intensive Darmreinigung wünschen, sollten Sie etwa eine Stunde danach einen Teelöffel Glaubersalz – aus der Apotheke – in einen Viertelliter lauwarmes Wasser einrühren und dann dieses einnehmen. Dadurch wird der Darm angeregt, sich zu entleeren; verlassen Sie also lieber nicht unmittelbar danach das Haus ...!

▶ Über den Vormittag verteilt trinken Sie etwa einen Liter, bestehend aus Kräuter- oder Früchtetee, schwarzem Tee und Mineralwasser mit Zitronensaft, auf jeden Fall aber ein weiteres Glas Apfelessig-Trunk.

Zwischen den Mahlzeiten nur Flüssigkeit!

Die beste Ergänzung: Tomatensaft

Wer als Gemüsesaft Tomatensaft wählt, tut zusätzlich viel für seine Gesundheit. Gekochter Tomatensaft enthält Lycopin, einen Farbstoff, der gegen vorzeitiges Altern hilft und sogar vor Krebserkrankungen schützen soll.

▶ Mittags und abends gibt es je eine Tasse klare Gemüsebrühe oder Gemüsesaft.

▶ Nachmittags sollten Sie wieder etwa einen Liter Flüssigkeit zu sich nehmen, bestehend aus Tee, Mineralwasser und einem Glas Apfelessig-Trunk.

Die drei Eßtage beginnen wie die Fastentage mit je einem Glas

Apfelessig-Trunk. Auch zwischen den Mahlzeiten dürfen Sie nur Flüssigkeit zu sich nehmen; davon allerdings soviel Sie wollen.

Morgens, mittags und abends gibt es feste, aber sehr leichte Kost. Zum Beispiel:

▶ salzlos gekochten Reis (250 g) mit gedünstetem Gemüse,

▶ Milchreis (aus einem halben Liter Milch) mit gegartem Obst,

▶ Pellkartoffeln oder baked potatoes oder Kümmelkartoffeln vom Backofen-Blech (etwa 1500 g) mit Kräuterquark,

▶ beliebig Obst (etwa 1500 g), gedünstet oder frisch,

▶ Karotten, roh oder gegart (etwa 1500 g), mit ein paar Tropfen Öl angemacht,

▶ altbackenes Weißbrot und einen halben Liter Milch.

Wählen Sie aus diesen Vorschlägen täglich einen aus, aber mischen Sie sie dabei nicht!

Kein Salz! Sie dürfen alle Speisen mit Kräutern, Honig oder auch mit Süßstoff würzen; aber verwenden Sie möglichst kein Salz, da dieses das Wasser im Körper bindet und die Entschlackung behindert.

An den beiden Aufbautagen dürfen Sie die Speisen selbst bestimmen.

▶ Achten Sie jedoch unbedingt auf leichte Kost, verwenden Sie Salz nur sehr sparsam und verzichten Sie nach Möglichkeit auch auf Fleisch und Wurst. Essen Sie lieber magere Milchprodukte und setzen Sie auf Rohkost und Kartoffeln.

▶ Setzen sie die Einnahme des Morgentrunks aus Wasser, Apfelessig und Honig unverändert fort. Und trinken Sie auch jetzt noch so viel wie möglich, um die Schlacken möglichst vollständig auszuspülen.

Allgemeine Hinweise zur Kur:

▶ Lassen Sie zwischen dem Apfelessig-Trunk und der Einnahme von Glaubersalz eine gute Stunde verstreichen, um sicherzugehen, daß all die positiven Inhaltsstoffe des Apfelessigs auch wirklich ins Blut gelangen und nicht schon vorher abgeführt werden.

▶ Auch wenn es nur zu trinken gibt: Setzen Sie sich dazu an den gedeckten Tisch. Das verwischt den Eindruck der Unvollständigkeit Ihres Mahles.

▶ Essen Sie möglichst langsam – ohne äußere Ablenkung wie beispielsweise Fernsehen oder Lesen. Dann achten Sie automatisch mehr darauf, wann Ihr Körper gesättigt ist.

Sauer macht schlank

Im Gegensatz zu den meisten anderen Diäten, bei denen der Gewichtsverlust hauptsächlich aus Wasser besteht, hilft eine Kur mit Apfelessig, tatsächlich überschüssiges Fett loszuwerden, das sich in Polstern oder gar Ringen bevorzugt um die Leibesmitte breitmacht.

Um die mit Fett gefüllten Adipozyten (Speicherzellen) dazu zu veranlassen, ihren Inhalt für die Verbrennung zur Verfügung zu stellen, werden Streßhormone benötigt. Essigsäure – in Verbindung mit Zitronensäure – steigert die Produktion dieser Hormone deutlich. In der Folge wird weit mehr gespeichertes Fett verbrannt als bei traditionellen Schlankheitskuren. Darüber hinaus unterstützt und verbindet Essigsäure lipolyti-

Die sechs besten Diäthelfer	
Sonnenschein	bewirkt in unseren Hautzellen die Bildung von Vitamin D, welches die Schlankheitsgene stimuliert.
Säure	Essigsäure, Zitronensäure und Ascorbinsäure hemmen den Aufbau von Fettzellen und regen die Produktion des Wachstumshormons an, einem Streßhormon, das Fettzellen öffnen und entleeren kann.
Sport	steigert die Stoffwechselrate, unterstützt die Lipolyse (Fettabbau).
Kälte	zwingt den Körper zu stärkerer Verbrennung, um die Körpertemperatur konstant zu halten.
Jod	wird von der Schilddrüse zur Bildung von Thyroxin benötigt, einem Hormon, das den Stoffwechsel anregt.
Entspannung	besonders geistiger Art (Meditation) erhöht die Magen- und Darmtätigkeit.

sche (fettfreisetzende) Mechanismen und erhöht die Wirkung lipolytischer Nahrungsmittel. Dank der gesteigerten Stoffwechselrate fühlen Sie sich gleichzeitig frischer und vitaler.

Unter allen Umständen sollten Sie Ihre Schlankheitskur mit viel Bewegung – am besten an der frischen Luft – abrunden. Der tägliche Spaziergang gehört ebenso dazu wie die 10-minütige Gymnastik am offenen Fenster.

Ohne Streßhormone keine Verbrennung von Speicherfett

TIP!

Ersetzen Sie Salz durch Essig, wo immer Sie können. Salz bindet Wasser in den Zellen und im Blut. Dadurch kommt es zur Wasseransammlung im Körper und einem erhöhten Blutdruck.

Wie lange Sie die Apfelessigkur machen sollen, hängt davon ab, wieviel Gewicht Sie verlieren möchten. Versuchen Sie es erst mit einer Woche und steigern Sie sich bei Bedarf auf einen Monat. Entscheidend ist die Qualität des verwendeten Apfelessigs – nicht die Quantität.

Gymnastik und Bewegung

Qualität vor Quantität

Schlankheitskur-Programm

Während einer Apfelessigkur müssen Sie keine Kalorien zählen und können aus folgenden Lebensmitteln wählen:

Während der Kur erlaubte Lebensmittel

▶ magere Milchprodukte
▶ Vollkornbrot, Knäckebrot
▶ magere Fisch- und Fleischsorten
▶ Sojaprodukte
▶ Öl, Butter
▶ Mineralwasser, Kaffee und Tee (ohne Zucker oder Sahne)

▶ säuerliches Obst
▶ alle Gemüse
▶ Kartoffeln
▶ Vollwertreis und -nudeln
▶ magerer Schinken
▶ Buttermilch, Kefir,
▶ säuerliche Obstsäfte, Gemüsesäfte

Streng verboten sind:

Darauf sollten Sie verzichten ...

▶ Sahne und Sahneprodukte
▶ alle zuckerhaltigen Getränke
▶ Süßspeisen
▶ Wurst, fettes Fleisch
▶ Kuchen, Torten

▶ Zucker, Honig
▶ Schokolade, Bonbons
▶ süße Liköre oder Weine
▶ stark fetthaltige Saucen und Dips
▶ süßes oder fettes Gebäck

In Maßen sind erlaubt:

▶ Bier (bis zu einem halben Liter pro Tag)
▶ trockener Wein (ein Viertelliter pro Tag)
▶ Schnaps

Trinken Sie vor jeder Mahlzeit – auch Zwischenmahlzeiten – ein kleines Glas Wasser mit einem Eßlöffel Apfelessig. Bei Schlankheitskuren sollten Sie auf die Beigabe von Honig verzichten; Süßstoff dürfen Sie jedoch benutzen.

▶ Trinken Sie häufig gut gekühlte Getränke.
▶ Wer mehrmals täglich für zwei oder drei Minuten die Fenster öffnet und so für Durchzug sorgt, bekommt nicht nur mehr Sauerstoff, sondern verbraucht auch über die Lungen mehr Kalorien!
▶ Um die Produktion des wichtigen Vitamins D in unserem Körper anzukurbeln, genügt schon ein kurzer Spaziergang bei hellem Tageslicht.
▶ Ziehen Sie sich daheim nicht zu warm an. Frösteln fördert die Schlankheit. Aber Vorsicht: Eine Erkältung sollte man sich dabei nicht holen!
▶ Schlechtes Wetter gibt es nicht – nur falsche Kleidung. Die hohe Luftfeuchtigkeit bei regnerischem Wetter wirkt Wunder auf müder Haut!

Heilen
von A bis Z

Arthritis, Arthrosen

Sowohl auf Abnützung beruhende Gelenkschmerzen (Arthrosen) als auch solche, die durch Entzündungen verursacht werden (Arthritis), sprechen oft erstaunlich gut auf Apfelessig-Kuren an, was wahrscheinlich auf deren entschlackenden Charakter zurückzuführen ist.

Behandlung

Trinken Sie den Apfelessig-Trunk mindestens vier Wochen lang täglich vor den Hauptmahlzeiten.

Zur äußerlichen Anwendung empfehlen sich auch frische, feingehackte Löwenzahnwurzeln, die man mit einem Tuch um die schmerzenden Gelenke wickelt.

Tomatensaft ergänzt sich ausgezeichnet mit Apfelessig und soll bei Gelenkschmerzen hervorragend helfen.

Atemnot

Gerade nachts, wenn der Körper in Ruhestellung ist, treten oft Atemnot oder asthmatische Beschwerden auf. Besonders Raucher kennen das beängstigende Gefühl, nicht mehr frei durchatmen zu können, nur zu gut.

Apfelessig wirkt hier beruhigend und krampflösend.

Behandlung

Trinken Sie ein Glas Apfelessig-Trunk sehr langsam und in kleinen Schlucken.

Wohltuend ist auch eine Inhalation mit heißem Apfelessigwasser.

Achtung!

Bei häufigen Atemwegserkrankungen ist immer ein Arzt zu Rate zu ziehen, denn sie können auch Begleiterscheinungen von Herzschwächen oder -erkrankungen sein.

Ausschläge

Fast immer werden gerötete, juckende Hautausschläge durch eine allergische Reaktion gegen bestimmte Stoffe und Substanzen hervorgerufen, doch allgemeines Jucken von Hautstellen kann auch ein Zeichen unterdrückter Nervosität sein, auf starke Hauttrockenheit hinweisen oder durch Pilz- oder Mikrobenbefall entstehen.

Oft helfen Einreibungen mit Apfelessig in diesen Fällen besser als pharmazeutische Präparate, wie Apfelessig den natürlichen Säureschutzmantel der Haut nicht zerstört, sondern

Apfelessig mit Kalzium

Wollen Sie Apfelessig zusätzlich mit Kalzium anreichern, übergießen sie einige Eierschalen mit dem Essig. Nach wenigen Tagen hat die Säure den Kalk aufgelöst. Verdünnt ist diese Lösung ein gutes Mittel für Einreibungen und Umschläge bei Mückenstichen und Juckreiz.

ihn im Gegenteil sogar wiederherstellt. Tragen Sie Apfelessig jedoch niemals unverdünnt auf überreizte Haut auf!

Behandlung

Sofern es sich um ein begrenztes Teilgebiet der Haut handelt, benetzen Sie es mehrmals täglich mit Apfelessigwasser (eine Tasse Wasser mit zwei Eßlöffeln Apfelessig). Massieren Sie es gut ein, und trocknen Sie es nicht ab. Die Verdunstungskühle wirkt zusätzlich lindernd.

Falls Ihr ganzer Körper betroffen ist, nehmen Sie ein Bad, dem Sie einen halben Liter Apfelessig zusetzen. Auch diesmal nicht abtrocknen!

Blähungen

Blähungen sind Verdauungsgase, die bei Darmträgheit durch Fäulnis und Gärung entstehen können. Aber auch manche Speisen, besonders Hülsenfrüchte, Kohl und Zwiebeln, bei einigen auch Milchprodukte, sorgen für eine verstärkte Gasproduktion. Blähungen können – gerade bei Kindern, durchaus aber auch bei Erwachsenen – heftige, kolikartige Schmerzen im Unterleib hervorrufen. Auch die sogenannten Dreimonatskoliken beim Säugling sind oft durch Blähungen bedingte Leibschmerzen.

Blähungen bei Säuglingen

Behandlung

Wer oft an Blähungen leidet, sollte unbedingt eine Entschlackungskur mit Apfelessig ins Auge fassen.

Als Vorbeugung haben sich wenige Tropfen Apfelessig auf einen Eßlöffel Wasser bewährt, die man vor der Mahlzeit einnimmt und eine Weile im Mund behalten sollte, um die Aufnahme durch die Mundschleimhäute zu begünstigen. Auch feuchte Leibwickel mit heißem Essigwasser wirken krampflösend und helfen.

Gerade bei Säuglingen, die oft unter Blähungen zu leiden haben, sind warme Leibwickel hilfreich. Sie sollten allerdings mit dem Begriff »warm« sehr vorsichtig sein: Säuglinge mit ihrer sehr viel dünneren Haut haben ein weit sensibleres Wärme-Empfinden als Erwachsene!

Blasenentzündung

Ursache der Blasenentzündung ist nicht, wie fälschlicherweise oft angenommen, eine Verkühlung des Unterleibs, sondern es sind Bakterien, vornehmlich Escherichia coli, die sich an Blasenwand und Schleimhäuten festsetzen. Wegen ihres wesentlich kürzeren Urethers (Harnleiters) sind Frauen weit häufiger davon betroffen als Männer.

Die Verursacher:
Escherichia coli

Das Wichtigste bei allen Erkrankungen der Ausscheidungsorgane ist: Viel trinken – Tee, Mineralwasser, verdünnte Säfte. Auf diese Weise werden viele der Bakterien schlicht aus dem Körper gespült.

Behandlung

Trinken Sie zwei Wochen lang täglich den Apfelessig-Trunk vor jeder Mahlzeit, um die keimtötende Wirkung der Essigsäure konstant aufrechtzuerhalten.

Brandverletzungen

Bei Verbrühungen und Verbrennungen ersten Grades wirkt Apfelessig schmerzlindernd und heilend und soll sogar Narbenbildung verhindern.

Behandlung

Bedecken Sie die Brüh- oder Brandwunden mit einem Tuch, das Sie zuvor mit möglichst kaltem, unverdünntem Apfelessig getränkt haben. Lassen Sie diese Auflage mindestens eine halbe Stunde darauf liegen.

Apfelessig-Eiswürfel

Füllen Sie einen Eiswürfel-Bereiter mit Apfelessig. Die einzelnen Apfelessig-Eiswürfel können bequem in einer Plastiktüte im Gefrierschrank aufbewahrt werden – und Sie haben für kleinere Brüh- oder Brandwunden gleich ein schmerzstillendes, heilendes Mittel zur Hand.

Achtung!

Verbrennungen, die bereits Blasen werfen oder eine größere Hautfläche betreffen, müssen unbedingt von einem Arzt behandelt werden. Trotzdem müssen auch solche Verletzungen als erstes mit kaltem Wasser überspült werden, um Nachbrennungen der Wunden zu verhindern. Anschließend mit Brandwundenverbandtüchern – oder einem sauberen, keimfrei gebügelten Tuch – abdecken.

Zwischen den folgenden Verbrennungsgraden wird unterschieden:

Verbrennungen ersten Grades: Gerötete Haut, leichte Schwellungen, Empfindlichkeit bei Berührung. Kann selbst behandelt werden.

Verbrennungen zweiten Grades: Starke Hautrötung mit Blasenbildung, starke Schwellungen, Hautoberfläche kann zerstört sein. Darf nur bei sehr geringer Ausdehnung selbst behandelt werden.

Verbrennungen dritten Grades: Vollkommene Zerstörung des Deckgewebes sowie der tieferen Schichten. Muß unbedingt vom Arzt behandelt werden.

Als Faustregel bei Verbrennungen gilt, daß Lebensgefahr besteht, wenn 15 Prozent der Hautoberfläche zerstört sind. Dies kann man einschätzen, wenn man sich vor Augen hält, daß die Handfläche eines Menschen etwa ein Prozent seiner gesamten Hautoberfläche ausmacht.

Achtung!

Starker Durchfall kann bei Säuglingen und Kleinkindern eine ernste Angelegenheit sein, da diese infolge der geringen Körpermasse leicht austrocknen. Suchen Sie unbedingt einen Arzt auf, wenn sich der Durchfall nicht innerhalb eines Tages legt.

Darmbeschwerden

Probleme mit der Verdauung, wie Durchfall oder Verstopfung, deuten fast immer auf eine gestörte Darmflora hin, es sei denn, sie rühren von verdorbenen Lebensmitteln her.

Behandlung

Bei Durchfall nehmen Sie zwei Tage lang täglich vier Gläser Apfelessig-Trunk zu sich, dem Sie neben etwas Honig auch eine Prise Salz zufügen. Achten Sie darauf, die Menge gleichmäßig über den Tag zu verteilen und sehr langsam, Schlückchen für Schlückchen, zu trinken.

Empfehlenswert ist auch, ein bis zwei Tage lang nur Flüssigkeit (Tees, Mineral-waser, dünne Gemüsebrühe) zu sich zu nehmen, um den Darm zu schonen und seine Selbstheilungskräfte zu fördern. Gut wirken getrocknete Heidel-beeren, die ohne alle Zutaten gekaut werden. Bei empfindlichem Magen ist es jedoch ratsam, die Heidelbeeren abzukochen und nur den Sud zu trinken.

Erkältungen

Dieses lästige Erkrankungsbild zeigt sich meist anhand einer ganzen Reihe von typischen Symptomen: Husten, Kopfschmerzen, Fieber, Schnupfen. Unter die-sen Stichworten finden Sie weitere Hinweise zur Bekämpfung von Erkältungen.

Behandlung

Gegen Erkältungen geht man am besten schon beim ersten Kribbeln im Hals vor. Bereiten Sie den Apfelessig-Trunk diesmal mit heißem Wasser zu und trin-ken Sie häufig davon, um Ihre Abwehrkräfte in Schwung zu bringen.

Darüber hinaus hat sich Zwiebeltee sehr bewährt:

Schneiden Sie sechs große Zwiebeln in Ringe und kochen Sie sie in drei Tassen schwarzem Tee. Lassen Sie die Zwiebelringe in der Mischung erkalten; an-schließend seihen Sie den Zwie-beltee ab, fügen zwei Eßlöffel Apfelessig und drei Eßlöffel Honig hinzu. Trinken Sie alle drei Stunden je ein kleines Glas dieser Mischung.

Zwiebeltee

Apfeltee

Bei Durchfallerkrankungen hat sich auch Apfeltee sehr bewährt. Diese Mischung aus fein geriebenem, an der Luft braun gewordenem Apfel und schwarzem, leicht gesüßtem Tee wirkt stopfend und wird auch von einem geschwächten Darm gut vertragen.

Großmutter wußte schon, was sie tat, wenn sie ihren erkälteten Lieben Hühnersuppe kochte. Neuesten Erkenntnissen zufolge bringt diese tatsächlich die Abwehrkräfte in Schwung. Den besten Erfolg erzielt man durch gründliches Auskochen der Hühnerteile und anschließendem kurzen Garen des Gemüses.

Hühnersuppe stärkt die Abwehrkräfte

Geben Sie beim Suppenkochen immer einen Eßlöffel voll Apfelessig zu; dieser sorgt dafür, daß weit mehr kostbares Kalzium aus den Knochen gelöst wird als durch bloßes Kochen in Wasser.

Erschöpfung

Nervosität, Müdigkeit und überhöhte Reizbarkeit sind oft Anzeichen von Nährstoffmangel. Es fehlen wichtige Vitamine und Mineralien, die für unser inneres Gleichgewicht unerläßlich sind.

Behandlung

Neben der täglichen Einnahme des Apfelessig-Trunks, der Ihren Mineralstoffhaushalt verbessern wird, sollten Sie autogene Übungen und Meditationen in Ihren Tagesplan einbauen. Auch Spaziergänge oder leichte sportliche Betätigung können helfen.

Fügen Sie Ihrem Badewasser je einen halben Liter Apfelessig und Thymiantee zu; beides wirkt belebend und aufbauend.

Fieber

Die Erhöhung der Körpertemperatur, die wir Fieber nennen, ist eigentlich eine sinnvolle Reaktion des Körpers auf Störungen seiner inneren Mechanismen, wie etwa das Eindringen von Krankheitserregern. Viele davon vertragen Temperaturschwankungen schlecht und werden auf diesem Weg vernichtet oder zumindest in ihrer Ausbreitung und Vermehrung behindert.

Aber hohes oder länger anhaltendes Fieber ist für den Körper eine gewaltige Anstrengung und kann Herz und Kreislauf sehr strapazieren oder sogar schädigen. Gefürchtet sind auch die sogenannten Fieberkrämpfe bei Kindern, die eine ernstzunehmende Gefahr darstellen.

Hohes oder länger andauerndes Fieber muß in jedem Fall von einem Arzt behandelt werden. Leichtes Fieber, dessen Ursache Sie kennen, können Sie selbst behandeln. Dabei müssen Sie keineswegs »mit Kanonen auf Spatzen schießen«; verdünnter Apfelessig hilft hier ebensogut wie manches Zäpfchen.

Behandlung

Es gibt mehrere bewährte Methoden, Fieber zu senken.

▶ Essigsocken: Befeuchten Sie saubere Socken (aus Baumwolle) mit einer Mischung aus Apfelessig und Wasser im Verhältnis 1:1 und ziehen Sie sie an. Ziehen Sie ein zweites Paar Socken darüber und decken Sie die Füße zu. Wiederholen Sie den Vorgang, sobald die Füße trocken sind.

▶ Wadenwickel: Tauchen Sie zwei Tücher – sehr gut eignen sich Geschirrtücher aus Leinen – in kaltes Wasser mit Apfel-

---

Achtung!

Leider sagt die Höhe des Fiebers nichts über den Ernst der Krankheit aus, die dahintersteht. Gerade Kinder können bei leichten Erkältungen oft sehr hoch fiebern, während sie bei ernsteren Erkrankungen nur einen leichten Temperaturanstieg zeigen. Deshalb: Fieber nur dann selbst behandeln, wenn Sie die Ursache dafür sicher kennen!

essig (Verhältnis 2:1), wringen Sie sie aus und schlingen Sie die Tücher um die Waden des Fiebernden. Bedecken Sie sie mit Handtüchern. Sobald die Tücher die Körperwärme aufgenommen haben, spätestens aber nach einer Viertelstunde, sollten sie erneuert werden. Nach jedem dritten Durchgang messen Sie das Fieber, präzise im After. Sobald es unter 38,5° Celsius sinkt, können Sie die Behandlung mit Wadenwickeln einstellen.

▶ Mindestens einmal täglich sollte ein Fieberpatient von Kopf bis Fuß mit Apfelessigwasser (5 Teile Wasser, ein Teil Essig) gewaschen werden. Anschließend gut abtrocknen und nicht zu warm zudecken!

▶ Gerade kleinere Kinder protestieren bei zu kalten Wadenwickeln oft. Benutzen Sie in diesem Fall lauwarmes Wasser. Auch dieses entzieht dem Körper Wärme.

▶ Lüften Sie den Raum, in dem ein Fieberkranker liegt, regelmäßig gut durch, aber achten Sie darauf, daß der Patient dabei keinen Zug abbekommt!

Fußpilz

Schwimmbäder sind ein beliebter Tummelplatz für Fußpilz. Diese hartnäckige, durch ihren Juckreiz sehr lästige Erkrankung spricht gut auf Apfelessig-Behandlungen an, da die Essigsäure direkt gegen die Erreger vorgeht und darüber hinaus auch den Juckreiz mildert.

Behandlung

Tragen Sie mehrmals täglich unverdünnten Apfelessig auf die befallenen Stellen, um den Juckreiz zu mildern. Benutzen Sie dazu ein sauberes Wattestäbchen. Morgens und abends sollten Sie ein warmes Fußbad, bestehend aus 2 Litern warmem Wasser, einem halben Liter Apfelessig und einer halben Tasse Salz, nehmen. Baden Sie die Füße etwa zehn Minuten lang und trocknen Sie sie hinterher gut ab.

Wäsche, die mit Fußpilzerregern in Berührung gekommen ist, sollten Sie grundsätzlich auskochen. Wenn das nicht möglich ist, weichen Sie sie zuerst eine halbe Stunde lang in Apfelessigwasser (Mischungsverhältnis 3:1) ein.

Schmerzende Füße

Auch bei schmerzenden, geschwollenen Füßen hat sich ein Fußbad mit Apfelessig sehr bewährt. Erhöhen Sie dazu die Menge, bis die Wanne etwa knöcheltief gefüllt ist. Bewegen Sie während der Dauer des Bades Ihre Füße – Zehen, Sohle, Ferse – und massieren Sie sie leicht. Nach dem Bad die Füße nicht frottieren, sondern an der Luft trocknen lassen.

Bei Verdacht auf Fußpilzerreger: Kleider auskochen oder in Apfelessigsäure einlegen!

Rasche Erleichterung bei Juckreiz bringen auch Essigsocken (siehe »Fieber«).

Haarausfall

Apfelessig ist ein ideales Mittel für Haarspülungen nach dem Waschen. Es entfernt Rückstände von Shampoo und Pflegemittel, vitalisiert Haar und Kopfhaut und hinterläßt nach dem Trocknen einen weichen Glanz.

Auch Haarausfall und Schuppen kann man mit Apfelessig bekämpfen.

Behandlung

Gegen Haarausfall Apfelessig-Wasser in die Kopfhaut einmassieren.

▶ Gegen stärkeren Haarausfall trägt man jeden Abend vor dem Schlafengehen Apfelessigwasser (Verhältnis 1:1) auf die Kopfhaut auf und massiert es ein.

▶ Unverdünnter Apfelessig, den man etwa eine Stunde vor dem Haarewaschen warm auf die Kopfhaut aufträgt, hilft bei Schuppen. Umwickeln Sie den Kopf in dieser Zeit mit einem Handtuch und waschen Sie nachher Ihr Haar mit einem milden Shampoo.

Spülungen mit Apfelessig schätzte man bereits vor mehreren hundert Jahren. Man bereitete dazu Ansatzessige mit verschiedenen Kräutern. Versuchen Sie es doch auch einmal!

Hämorrhoiden

Juckende oder schmerzende Hämorrhoiden, die sowohl innerlich wie äußerlich auftreten können, sind nichts anderes als Krampfadern im Analbereich. Einseitige Ernährung, die zu einer Störung der Darmtätigkeit führt, und ungenügende Bewegung fördern ihr Entstehen; aber auch erbliche Bindegewebsschwäche kann mit daran schuld sein. Mitunter platzen die innerlich oder äußerlich fühlbaren Knötchen, die bis zu Bohnengröße anschwellen können, und bluten stark.

Starke Blutungen im Darmbereich

Behandlung

▶ Wer zur Bildung von Hämorrhoiden neigt, sollte schon vorbeugend für einen weichen Stuhl sorgen. Backpflaumen, Feigen, Sauerkraut und Leinsamen sollten täglich gegessen werden. Darüber hinaus muß man für mehr Bewegung sorgen, um das Bindegewebe zu festigen.

Auch ein Training des Darmausgangs kann helfen. Diese Gymnastik können Sie an jedem Ort und zu jeder Zeit durchführen: Spannen Sie alle Beckenbodenmuskeln, insbesondere aber den Ringmuskel des Anus für zehn Sekunden an und entspannen Sie sie dann wieder. Wiederholen Sie diese Übung etwa fünfmal täglich.

▶ Bei akuten Hämorrhoiden stehen regelmäßige Waschungen mit kaltem Apfelessigwasser (drei Teile Wasser auf einen Teil Apfelessig) im Vordergrund.

Um sich nach dem Stuhlgang zu säubern, sollten Sie Feuchttücher verwenden oder das Toilettenpapier mit Wasser befeuchten.

Zusätzlich helfen mit unverdünntem Apfelessig getränkte Wattebäusche oder Pads gegen Juckreiz und Schmerz.

Achtung!

Wenn Sie Blut in Ihrem Stuhl bemerken, kann das, muß aber nicht an geplatzten Hämorrhoiden liegen. Verständigen Sie unbedingt Ihren Arzt von diesem Vorkommnis!

Auch Sitzbäder mit einem Zusatz von Kamillentee wirken bei Hämorrhoiden entzündungshemmend und lindernd. Das Wasser sollte jedoch höchstens lauwarm, besser kühl sein.

Sitzbäder

Halsschmerzen

Das berühmte »Kribbeln im Hals«, das meist einen grippalen Infekt ankündigt, rührt von Bakterien her, die sich in den Schleimhäuten unseres Rachenraumes angesiedelt haben und hier ihr zerstörerisches Werk beginnen.

Es gibt jedoch auch sehr ernstzunehmende Halsentzündungen, die durch gefährliche Erreger hervorgerufen werden. Deshalb sollten Sie unbedingt einen Arzt aufsuchen, wenn Ihre Halsschmerzen bei einer Behandlung mit Apfelessig keinerlei Besserung zeigen, mit Fieber einhergehen oder länger als drei Tage dauern.

Achtung!

Behandlung

Verrühren Sie guten Honig mit Apfelessig im Verhältnis 1:1 und lassen Sie jede Stunde einen halben Teelöffel davon langsam in Ihrem Mund zergehen. Auf diese Weise können sowohl Honig als auch Apfelessig ihre keimtötende und entzündungshemmende Wirkung am besten entfalten.

Sehr gut wirken auch kalte Halsumschläge mit Apfelessig-Zusatz. Lassen Sie den Wickel am Hals, bis er völlig trocken ist. Auch das Gurgeln ist eine gute Möglichkeit, den Bakterien zu Leibe zu rücken. Bereiten Sie hierfür eine Tasse Kamillentee

---

Blutwurz

Auch Gurgeln mit verdünnter Blutwurz-Tinktur (aus der Apotheke) ist ausgezeichnet gegen Halsschmerzen. Durch seine Gerbstoffe wirkt Blutwurz adstringierend und hilft auf diese Weise, Entzündungen zu beseitigen.

zu, dem Sie einen Teelöffel Salz zugeben. Salzwasser wirkt aufweichend und lockernd und hilft auf diese Weise der Säure des Essigs, die in den Schleimhäuten sitzenden Bakterien und Pilze besser zu erreichen. Lassen Sie diese Mischung abkühlen, bis sie nur noch lauwarm ist, und verrühren Sie dann 3 Teelöffel Apfelessig damit. Gurgeln Sie stündlich mit dieser Lösung und trinken Sie jeweils einen Schluck reines Apfelessigwasser nach.

Husten

Der Hustenreiz ist eine Reaktion des Körpers, in die Lunge eingedrungene Fremdkörper, Krankheitserreger, Staub, Rauch oder Schleim zu entfernen. Gerade Raucher sollten mit der Einnahme von hustenstillenden Mitteln sehr vorsichtig sein, da bei ihnen bereits die feinen Flimmerhärchen der Bronchien, die für den Transport störender Substanzen zuständig sind, stark geschädigt und lahmgelegt sind.

Den Husten nicht behindern, sondern unterstützen!

Am besten ist es, den Husten nicht zu behindern, sondern zu unterstützen – was aber nicht heißt, daß man den Hustenreiz ungemindert erdulden muß.

Behandlung

Dampfinhalationen erleichtern das Abhusten, weil sie tief im Inneren der Lunge schleimlösend und entkrampfend wirken und Krankheitserreger abtöten.

Bereiten Sie einen Sud aus einem Liter Wasser, einem Eßlöffel Kamillenblüten, einem Eßlöffel Thymiankraut und acht Eßlöffeln Apfelessig, lassen Sie alles etwa 10 Minuten ziehen, und inhalieren Sie anschließend die Dämpfe.

Essigdämpfe, die zum Beispiel über Nacht aus der Schale einer Duftlampe aufsteigen, verhelfen zu ruhigerem, weniger gestörtem Nachtschlaf.

> ## Achtung!
>
> Dauert Husten unvermindert länger als drei Tage an, oder bemerken Sie Verfärbungen oder gar Blut am Auswurf, muß ein Arzt die Ursachen klären.

Fenchel

Auch Fenchel ist ein bewährter Helfer bei Husten. Überbrühen Sie Thymiankraut und Fenchel – zu gleichen Teilen – mit kochendem Wasser, lassen Sie den Tee zehn Minuten ziehen, und trinken Sie täglich drei Tassen davon.

Juckreiz

Ob von Insektenstichen her-
rührend oder durch andere Ur-
sachen, zum Beispiel allergische
Reaktionen, herbeigeführt –
Juckreiz ist eine äußerst lästige
Sache.

Behandlung

▶ Bei Insektenstichen: Träufeln
Sie sofort nach dem Stich unverdünnten Apfelessig auf die betroffene Stelle.
Dieses Mittel hilft auch gegen das höchst schmerzhafte Gift von Meeres-
quallen. Gegen den Schmerz bei Bienen- oder Wespenstichen hilft auch ein
Brei aus zerriebenen frischen Petersilienblättern mit ein paar Tropfen
Apfelessig.

▶ Bei Hauttrockenheit: Mischen Sie Apfelessig in Wasser im Verhältnis 1:4 und
massieren Sie diese Lösung in die Haut, bis sie vollständig aufgenommen worden ist. Die Massage, die immer zum Herzen hin erfolgen sollte, hat zusätzlich
einen kreislaufanregenden Effekt.

▶ Bei Juckreiz am ganzen Körper: Setzen Sie Ihrem Badewasser stets einen
halben Liter Apfelessig zu. Trocknen Sie sich anschließend nicht ab, sondern
streifen Sie lediglich überschüssiges Wasser mit den Händen ab.

▶ Apfelessig wirkt auch vorbeugend gegen Insektenstiche: Reiben Sie sich mit
Apfelessigwasser ein, bevor Sie den lauen Sommerabend auf der Terrasse genießen. Für Ihre Nase wird der Geruch bald nicht mehr wahrnehmbar sein,
wohl aber für Insekten!

TIP!

Ein bewährtes Mittel gegen die
Schmerzen bei Bienen- oder Wespenstichen ist auch eine halbierte Zwiebel,
deren frische Schnittfläche man auf die
Schwellung legt.

Kopfschmerzen

Kopfschmerzen haben verschiedene Ursachen, treten aber auch in unter-
schiedlichsten Formen auf. Häufig wiederkehrende Kopfschmerzen oder
Schmerzen, die sich auf eine bestimmte Stelle oder Seite des Kopfes konzentrieren, sollten von einem Arzt behandelt werden. Hierzu gehören auch
Migräneanfälle. Anderseits gibt es viele harmlose Ursachen von Kopfschmerzen. Wer da jedesmal gleich zur Tablette greift, ist schlecht beraten.
Versuchen Sie es lieber mal mit Apfelessig!

Achtung!

Behandlung

Sowie Sie die ersten Anzeichen von Kopfschmerzen verspüren, inhalieren Sie

3–5 Minuten lang die Dämpfe einer Mischung aus Apfelessig und Wasser im Verhältnis 1:1. Anschließend sollten Sie etwa eine halbe Stunde ruhen.

Oft helfen auch Essigauflagen auf Stirn und Nacken. Nehmen Sie zu diesem Zweck unverdünnten Apfelessig.

Vorbeugen gegen Kopfschmerzem

Vorbeugend – und über längere Zeiträume durchgeführt – haben sich der Apfelessig-Trunk sowie Tees aus Johanniskraut oder Baldrian bewährt. Bei akuten Kopfschmerzen helfen sie jedoch nicht so gut. Besser als so manche Tablette hilft Pfefferminzöl, das direkt auf die schmerzübermittelnden Nerven wirkt. Massieren Sie zwei Tropfen davon in die Schläfen ein.

Krampfadern

Varizen

Krankhafte Verdickungen und Veränderungen von Venen, Varizen genannt, sind meist auf eine ererbte Bindegewebsschwäche zurückzuführen und müssen gelegentlich sogar operativ behandelt werden.

Behandlung

Ausgezeichnet ist das Wassertreten nach Kneipp: Treten Sie etwa 2 Minuten lang in knietiefem Wasser, dem Sie eine Tasse Apfelessig zugesetzt haben, auf der Stelle. Beine nicht abtrocknen; warm bekleiden und eine halbe Stunde mit hochgelagerten Beinen ruhen.

Auch Einreibungen mit unverdünntem Apfelessig wirken schmerzlindernd und beugen einer Verschlimmerung der Symptome vor.

Trinken Sie mindestens acht Wochen lang zweimal täglich den Apfelessig-Trunk, um durch eine Anregung Ihres Stoffwechsels auch eine Stärkung des Bindegewebes zu erzielen.

TIP!

Auch Honig wirkt antibakteriell. Durch das in ihm enthaltene Kalium, das stark entwässernd wirkt, trocknet er Bakterien geradezu aus!

Magenverstimmung

Bauchschmerzen, Durchfall und Erbrechen können sowohl Anzeichen einer Magenverstimmung durch nicht ganz einwandfreie Lebensmittel sein oder auch – bei längerem Anhalten – von einer ernsthaften Erkrankung wie Ruhr, Salmonellenvergiftung und Paratyphus herrühren.

Solange kein Fieber auftritt und der Stuhl kein Blut enthält, kann man selbst versuchen, die Symptome in den Griff zu kriegen. Wichtig ist, immer genügend nährstoffreiche Flüssigkeit zu sich zu nehmen, um die Verluste durch Erbrechen und Durchfall auszugleichen.

Behandlung

Bei akutem Erbrechen sollte man alle 5–10 Minuten einen Teelöffel voll Apfelessigwasser (ein Teelöffel Apfelessig auf ein Glas Wasser) zu sich zu nehmen. Später kann man versuchen, das Getränk in einzelnen kleinen Schlucken zu trinken. Bleiben Sie im Bett liegen! Nach einem Tag sollten Sie sich soweit erholt haben, daß Sie zumindest Haferschleim oder Gemüsebrühe – ausgezeichnet ist Karottensuppe! – wieder bei sich behalten.

Auch bei Reisen ist Apfelessig unentbehrlich. Gerade in südlichen Ländern sollte man sich durch regelmäßiges Trinken des Apfelessig-Trunks eine Art Puffer gegen ungewohnte Bakterien und Keime in Nahrungsmitteln aufbauen.

Auf Reisen

Menstruationsbeschwerden

Viele Frauen leiden unter krampfartigen, oft in Schüben auftretenden Regelschmerzen, die häufig von starken Blutungen begleitet werden. Gegen beide Beschwerden kann Apfelessig helfen.

Behandlung

Starke Regelblutungen können nur durch längerfristige, vorbeugende Maßnahmen normalisiert werden. Trinken Sie dazu jeden Morgen ein Glas Apfelessig-Trunk langsam in kleinen Schlucken.

Bei heftigen Schmerzen eignen sich Baldrianwurzel-Kamillentees mit einem Teelöffel Apfelessig pro Tasse. Beginnen Sie schon drei Tage vor Einsetzen der Periode damit, täglich zwei Tassen von dieser Mischung zu trinken.

Auch die Zugabe von Schafgarbe oder Gänsefingerkraut zu Kamille hat sich als Mittel gegen Regelschmerzen sehr bewährt.

Einige Frauen beobachten, daß sich bei der Apfelessig-Therapie der Beginn ihrer Periode um einige Tage verzögern kann. Deshalb ist es ratsam, ein paar Tage vor Einsetzen der Periodenblutung keinen Apfelessig-Trunk mehr zu trinken und erst nach Beginn der Blutung wieder damit zu beginnen.

Warme Bäder

Warme Bäder mit einem Apfelessig-Zusatz wirken entspannend, krampflösend und schmerzlindernd. Allerdings können Sie die Blutung weiter anregen; deshalb sollten Frauen mit starken Regelblutungen in den ersten Tagen davon absehen.

Nasenbluten

Gegen Nasenbluten setzt die Volksmedizin seit Jahrhunderten Apfelessig mit Erfolg ein. Wer allerdings häufiger an Nasenbluten leidet, sollte die Ursachen von einem Arzt abklären lassen.

Behandlung

Rollen Sie ein Papiertaschentuch zusammen und tränken Sie es mit unverdünntem Apfelessig. Schieben Sie das Tuch in das betroffene Nasenloch und belassen Sie es dort. Ist die Blutung sehr heftig, müssen Sie diesen Vorgang wiederholen.

Ein kalt-feuchtes Tuch im Nacken ist bei Nasenbluten sehr nützlich, da es dafür sorgt, daß sich die Blutgefäße zusammenziehen.

Nierenbeschwerden

Apfelessig gegen Nierensteine

Aufgabe der Nieren ist es, unser Blut zu reinigen und zu entgiften und den Urin zu bilden. Dabei kann es gelegentlich zu Ablagerungen aus Kalziumverbindungen kommen, die entweder grieß- oder steinförmig sind und heftige, kolikartige Schmerzen verursachen können.

Eine der segensreichsten Wirkungen von Apfelessig liegt gerade darin, daß er, über längere Zeit eingenommen, die Steinbildung verhindern kann und sogar imstande sein soll, Nierengrieß und kleinere Steine aufzulösen. Vermutlich geschieht dies durch seine Eigenschaft, Kalziumverbindungen im Körper ebenso zersetzen zu können wie außerhalb.

Achtung!

Bei allzu großen Nierensteinen muß der Arzt eingreifen. Dazu ist jedoch keine große Operation mehr nötig: Heutzutage werden die meisten Nierensteine mittels Druckwellen so zerkleinert, daß sie auf natürlichem Wege ausgeschieden werden können.

Behandlung

Trinken Sie zweimal täglich den Apfelessig-Trunk, bis Sie keinerlei Schmerzen beim Wasserlassen mehr haben. Viel trinken hilft nicht nur, die Nieren regelmäßig gut zu spülen. Auch für die Schönheit ist es unerläßlich, denn die Haut wird – entgegen aller Schwüre der Kosmetikindustrie – hauptsächlich von innen mit Feuchtigkeit versorgt.

Ohrenschmerzen

Ohrenschmerzen können sowohl einen bakteriellen Befall als auch simple physikalische Vorgänge als Ursache haben. In beiden Fällen kann Apfelessig helfen.

Behandlung

▶ Bei Ohrentzündungen träufelt man eine warme Mischung aus Apfelessig und Wasser (Verhältnis 1:1) in das betroffene Ohr, läßt es kurz einwirken und beugt dann den Kopf so, daß die Lösung wieder herausrinnt. Dies ist ein gutes Mittel gegen Ohrenschmerzen nach einem Schwimmbadbesuch, die durch das Eindringen von Wasser – mit den darin enthaltenen Bakterien – hervorgerufen werden.

> ### Warnung!
>
> Versuchen Sie keinesfalls, einen Ohrschmalzpfropfen mechanisch, d.h. mit einem spitzen Gegenstand, aus dem Ohr zu lösen; Sie könnten dabei Ihr Trommelfell zerstören oder das zarte Gewebe des Gehörgangs verletzen.

▶ Hat sich aus Ohrenschmalz ein dicker Pfropfen gebildet, kann man durch mehrmaliges, über einige Tage wiederholtes Beträufeln und Wiederablaufenlassen mit reinem Apfelessig versuchen, den Pfropfen zu lösen. Anschließend sollte man mit einer Spritze warmes Apfelessigwasser vorsichtig ins Ohr spritzen und versuchen, den restlichen Pfropfen herauszuspülen.

Rheumatische Beschwerden

Mit Rheumatismus umschreibt der Volksmund eine ganze Reihe von Erkrankungen der Gelenke und der Wirbelsäule. Oft aber sind auch die Muskeln und Knorpeln, das Bindegewebe, ja sogar die Weichteile betroffen. Ohne genaue Erforschung der Ursache kann man zumeist nicht feststellen, was die quälenden Schmerzen verursacht. Aber auch auf diesem Gebiet haben sich Apfelessig-Anwendungen sehr bewährt.

Unter Rheuma versteht man ein Reihe von Erkrankungen

Behandlung

Trinken Sie täglich den Apfelessig-Trunk, am besten morgens und abends. Bei Schmerzschüben können Sie es mit einer Mischung, die zu gleichen Teilen aus unverdünntem Apfelessig und Honig besteht, versuchen; nehmen Sie stündlich etwa einen Teelöffel dieser Mischung ein.

Schnupfen

Da Schnupfen eine Virusinfektion zu Grunde liegt, bleibt uns nichts anderes übrig, als nur die Symptome, nicht aber die Krankheit selbst behandeln zu können.

> ### Thymiantee
>
> Auch Thymiantee ist bei Schnupfen eine Wohltat, da er schleimlösend wirkt und das Wachstum der Erreger in den oberen Atemwegen hemmt.

Behandlung

Inhalieren Sie täglich mehrmals mit Apfelessigwasser (Verhältnis 1:1; wer es verträgt, kann auch reinen Apfelessig erhitzen).

Desinfizierung der Nasenschleimhäute

Sehr gut wirkt auch das Hochziehen von Salzwasser (ein halber Teelöffel Salz auf ein Glas Wasser). Es desinfiziert die Nasenschleimhäute und trocknet die darauf haftenden Krankheitserreger aus.

Schwangerschaftsstreifen (*Striae*)

Die sogenannten Schwangerschaftsstreifen, die auch bei sonstiger starker Gewichtszu- oder Gewichtsabnahme entstehen können, rühren von Verletzungen des zarten Unterhautgewebes durch starke Dehnung her. Sie sind aber keineswegs unvermeidlich.

Behandlung

Massieren Sie bereits vom dritten Monat an sanft, aber regelmäßig verdünnten Apfelessig in Brust, Bauch und Unterbauch ein. Das strafft die Haut und erhöht ihre Elastizität; so können sich die häßlichen Streifen gar nicht erst bilden.

Entzündungen der Brustwarzen

Gerade während der Schwangerschaft ist eine optimale Versorgung mit Vitaminen, Mineralien und Spurenelementen enorm wichtig – nicht nur für Sie, auch für Ihr Baby! Trinken Sie daher täglich den Apfelessig-Trunk. Viele der Appetitschwankungen lassen sich damit verhindern. Und selbst der morgendlichen Übelkeit ist mit diesem Mittel oft beizukommen. Auch können das regelmäßige Betupfen und Massieren der Brustwarzen schwangerer Frauen mit verdünntem Apfelessig späteren Entzündungen beim Stillen vorbeugen.

Sodbrennen

Wann immer Magensaft versehentlich in die Speiseröhre gerät, verursacht die in ihm enthaltene Salzsäure ein unangenehmes, brennendes Gefühl – das Sodbrennen. Im allgemeinen ist es harmlos und spricht gut auf eine Behandlung mit Apfelessig an. Heftiges, lang anhaltendes Sodbrennen kann jedoch ein Anzeichen ernsthafter Magenerkrankungen sein und muß vom Arzt behandelt werden!

Behandlung

Wenn Sie zu Sodbrennen neigen, trinken Sie vorbeugend ein halbes

> ## Achtung!
>
> Schwangere Frauen sollten sich davor hüten, viel Petersilie zu essen, da dieses an sich sehr gesunde Kraut eine anregende Wirkung auf den Uterus hat. Auch Tee und Absud aus Petersilie müssen gemieden werden.

Glas Wasser mit einem Teelöffel Apfelessig zu jeder Mahlzeit. Bei akutem Sodbrennen sollten Sie einen Tee aus Kümmel und Wacholder – zu gleichen Teilen gemischt – trinken.

Kümmel- und Wacholdertee

Legen Sie sich bei Sodbrennen nie hin, sondern bleiben Sie in aufrechter Körperhaltung. Andernfalls könnte noch mehr Magensäure in die Speiseröhre gelangen.

Sonnenbrand

Gerade heutzutage ist es in Anbetracht der Ozon-Gefahren für unsere Haut natürlich empfehlenswert, es gar nicht erst zum Sonnenbrand kommen zu lassen. Da an dessen Entstehung aber die ultravioletten Strahlen schuld sind, die auch im Schatten auf unsere Haut treffen, passiert es gelegentlich doch, daß man sich einen Sonnenbrand zuzieht.

Behandlung

Sonnenbrand innerlich behandeln

Bestreichen Sie gerötete, schmerzende Hautstellen sofort mit einer Mischung aus Apfelessig und Joghurt. Das kühlt, entspannt und heilt zugleich. Auch eine Mischung aus Kamillentee und Apfelessig hilft schnell.

Zur innerlichen Behandlung von Sonnenbrand ist es auch sinnvoll, viel Petersilie zu essen, am besten frisch gehackt in Salat oder Kräuterquark.

Verstopfung

Wer sich ballaststoffarm ernährt, wird über kurz oder lang mit Verstopfung rechnen müssen. Appetitlosigkeit, Völlegefühl, Kopfschmerzen und Depressionen können die Folgen sein. Apfelessig hilft hier, indem er einerseits das akute Problem beseitigen und andererseits eine Darmträgheit mit all ihren negativen Folgen verhindern hilft.

> ## Warnung!
>
> Abführmittel – auch solche, die auf pflanzlicher Basis hergestellt werden – sollten nie über längeren Zeitraum ohne ärztliche Überwachung eingenommen werden, da sie bei Gewöhnung genau das Gegenteil von dem bewirken, was sie eigentlich bewirken sollten.

Behandlung

Kochen Sie einen Liter Wasser mit vier Eßlöffeln Leinsamen eine Viertelstunde lang gut durch; anschließend seihen Sie die Flüssigkeit ab. Fügen Sie nun zwei Eßlöffel Apfelessig und einen Eßlöffel Honig hinzu. Von dieser Mischung trinken Sie jeden Abend kurz vor dem Zubettgehen eine Tasse. Achten Sie dabei darauf, daß das Getränk lauwarm genossen werden sollte.

Wundheilung

Wer Apfelessig auf offene Wunden aufträgt, wird ein kurzes, aber heftiges Brennen verspüren. Dafür heilen sie schneller, und zurückbleibende Narben sind meist weniger ausgeprägt.

Behandlung

Waschen Sie kleinere Verletzungen mit verdünntem Apfelessig aus, ehe Sie sie verbinden. Tupfen Sie auch unverdünnten Apfelessig auf Schnittwunden, bevor Sie Pflaster oder Verband anbringen.

Tips zur Wundbehandlung

▶ Ringelblumensalbe ergänzt das Waschen von Wunden mit Apfelessig hervorragend. Bestreichen Sie offene Wunden mit einer verdünnten Calendula-Tinktur.

▶ Seien Sie nicht übereifrig mit dem Verbinden offener Wunden, besonders von Schnitt- oder Schürfwunden. Sie brauchen Luft, um richtig abtrocknen und verheilen zu können.

▶ Das gefürchtete Wundliegen bei langen Erkrankungen kann dadurch verhindert werden, daß man dem Waschwasser täglich drei Eßlöffel Apfelessig hinzufügt.

Zahnpflege

Schon zu König Salomos Zeiten wußte man, daß Essigsäure den Zähnen schadet. Und das ist tatsächlich so: Säure – nicht nur die des Essigs, sondern ganz besonders die Milchsäure – greift wichtige Mineralverbindungen im Zahnschmelz an. Andererseits regt Säure den Speichelfluß an – der die Zähne besonders nachts mit Mineralien versorgt – und bekämpft auch im Mund Bakterien. Was also tun? Ganz einfach – das Pferd beim Schwanz aufzäumen: Erst spülen – dann putzen!

Die richtige Reihenfolge beachten!

Behandlung

Geben Sie morgens, mittags und abends je einen Teelöffel Apfelessig in Ihr mit lauwarmem Wasser gefülltes Zahnputzglas, und spülen Sie den Mundraum gründlich aus, ohne dabei jedoch das Wasser durch die Zahnzwischenräume zu pressen. Anschließend putzen Sie Ihre Zähne wie gewohnt und spülen mit klarem Wasser nach.

Denken Sie auch daran, daß Zitrusfrüchte viel Säure enthalten. Nach deren Genuß sollte man sich ebenfalls die Zähne putzen.

Auch viele Medikamente senken den Speichelfluß. Das sollte man durch die vermehrte Einnahme des Apfelessig-Trunks ausgleichen.

Apfelessig in der Schönheitspflege

In den letzten Jahren sind synthetisch hergestellte Schönheits- und Pflegeprodukte zunehmend in Verdacht gekommen, Allergien auszulösen und nicht immer das zu halten, was die Werbung begeistert versprach. Das Interesse an natürlichen Kosmetika ist wieder im Kommen, und Apfelessig spielt auch auf diesem Gebiet eine lang erprobte, hervorragende Rolle. Er ist ein reines Naturprodukt ohne schädliche Nebenwirkungen, enthält weder Alkohol noch Konservierungsmittel und hat eine frische, natürlich schützende, pflegende und desinfizierende Wirkung. Gemischt mit anderen Zutaten ist er praktisch auf jedem Gebiet der Schönheitspflege anwendbar.

Schön ist, was gesund ist

Schönheit kommt von innen. Dies ist beinahe schon eine Binsenweisheit. Ein gesunder Organismus sorgt nicht nur für eine glatte, gut durchblutete Haut, dichtes Haar und feste Fingernägel, sondern er macht sich auch an unserer Haltung, unserer Ausstrahlung und sogar an unserer guten Laune bemerkbar. Für all das sind Vitamine, Mineralien und Spurenelemente verantwortlich, die in naturtrübem Apfelessig in reichem Maß vorhanden sind. Wer also täglich morgens ein Glas Apfelessig-Trunk zu sich nimmt, tut nicht nur viel für die Gesundheit, sondern ebenso für die Schönheit.

Täglich ein Glas Apfelessig-Trunk einnehmen!

Vorsicht!

Allzuviel ist ungesund. Dies gilt auch für die Hygiene. Wer sich mehr als einmal täglich von Kopf bis Fuß mit Seife wäscht, muß sich nicht wundern, wenn die Haut rebelliert!

Die schonende Reinigung der Haut

Da viele Bakterienarten säureempfindlich sind, ist der Säuremantel, der die gesunde Haut umgibt, ein wirksamer Schutz gegen das Eindringen von Krankheitskeimen. Seife, die alkalisch reagiert, greift diesen Schutz an und kann ihn zerstören. Darüber hinaus zersetzt sie Hautfette, was zur Austrocknung der Haut führt.

Deshalb sollte man bei der Reinigung darauf achten, möglichst alkalifreie Pflegemittel einzusetzen. Wer nicht auf Seife verzichten mag, sollte anschließend seine Haut mit warmem Wasser gründlich von allen Seifenrückständen befreien und durch sanftes Einklopfen einer Mischung aus zwei Teelöffeln Apfelessig auf ein Glas warmes Wasser den Säureschutzmantel regenerieren. Darüber hinaus regt diese Applikation die Durchblutung an, desodoriert, strafft und erfrischt die Haut.

Die Anwendung dieser Mischung ist durchaus nicht auf Gesicht, Hals und Dekolleté beschränkt; man sollte es sich vielmehr zur Gewohnheit machen, den ganzen Körper täglich nach der morgendlichen Dusche damit zu massieren, und zwar so lange, bis alle Flüssigkeit eingezogen ist.

Apfelessig hat fast denselben pH-Wert wie gesunde Haut, nämlich um 5,5.

> **TIP!**
>
> Ein Luffa-Handschuh macht Massagen mit Apfelessig besonders wirksam, da er die Durchblutung der Haut – und damit die Aufnahme der verschiedenen Inhaltsstoffe – fördert.

Pflege für Gesicht und Hände

Gesichts-Dampfbad

Wer an unreiner Haut leidet, sollte sich wöchentlich einmal Zeit für ein Gesichtsdampfbad nehmen. Dazu verrühren Sie eine Tasse Apfelessig mit einem Liter Wasser. Decken Sie ein großes Handtuch über den Kopf – wie bei Inhalationen – und genießen Sie die wohltuende feuchte Wärme, die die Haut klärt und porentief reinigt.

Porentiefe Reinigung der Haut mit Apfelessig

Nach dem Gesichtsbad sollten Sie mit einer kurzen Abwaschung mit kaltem Wasser dafür sorgen, daß sich die Poren wieder schließen.

Peeling

Unsere Hautzellen unterliegen ständigem Wandel. Durch Umwelteinflüsse und Zellalterung trocknet die oberste Hautschicht aus, wird schuppig und beginnt abzublättern. Darunter liegt schon die nächste, jüngere Schicht neuer Zellen.

Um der Haut zu helfen, sich von den abgestorbenen Zellen zu befreien, ist ein Peeling gut geeignet. Nur sollte man darauf achten, die Haut nicht zu irritieren oder gar durch zu grobe Peelingkörnung zu verletzen. Bei einem Peeling mit Apfelessig besteht diese Gefahr nicht.

Zucker als Körperpeeling

Ein ebenso preiswertes wie effektives Mittel für ein Körperpeeling ist Zucker! Verreiben Sie gewöhnlichen feinen Haushaltszucker auf der Handfläche mit etwas Seifenschaum und massieren Sie den ganzen Körper, bis sich der Zucker aufgelöst hat. Anschließend sollten Sie sich mit Apfelessigwasser erfrischen und dann eincremen!

Tränken Sie ein passendes Tuch (Gästehandtuch, großer Waschlappen) mit warmem Wasser und bedecken Sie Ihr Gesicht zwei bis drei Minuten lang mit dieser Kompresse, um die Poren durch die feuchte Wärme zu öffnen und aufnahmebereit zu machen.

Anschließend befeuchten Sie das Tuch mit einer Mischung aus einer Tasse Wasser und drei Eßlöffeln Apfelessig und legen es wieder auf Ihr Gesicht. Unter dieser wohltuenden, entspannenden Kompresse sollten Sie nun etwa fünf Minuten ruhen und entspannen. Anschließend rubbeln Sie die Haut vorsichtig, aber gründlich mit einem feuchten Handtuch ab. Die vorher gelösten Hautschuppen werden dadurch entfernt. Erfrischen und straffen Sie nun Ihre Haut mit einem guten Tonikum und cremen Sie sie gut ein.

Apfelessigkompressen öffnen die Poren der Haut.

Gesichtspackungen

▶ Gegen trockene Haut:
Verrühren Sie 100 g Magerquark mit je zwei Eßlöffeln Honig und Sahne. Tragen Sie die Mischung auf Gesicht, Hals und Dekolleté auf und lassen Sie sie etwa eine halbe Stunde einwirken. Anschließend entfernen Sie die Mischung mit lauwarmem Wasser.

▶ Gegen fette Haut:
Vermischen Sie im Mixer ein etwa 15 Zentimeter langes Stück Salatgurke (geschält, aber nicht entkernt) mit einem Eigelb, zwei Eßlöffeln Olivenöl und einem Eßlöffel Apfelessig.

Ölpackungen

Bei reiferer, trockener Haut eignen sich Ölpackungen sehr gut. Tragen Sie dazu das reine Öl (Mandel-, Erdnuß-, Maiskeim- oder Olivenöl) mit einem Wattebausch auf und lassen Sie es zwanzig Minuten einwirken. Anschließend entfernen Sie das Öl mit Apfelessigwasser.

Lassen Sie die Mischung etwa 20 Minuten einwirken und waschen Sie sie dann mit warmem Wasser ab. Erfrischen Sie nun die Haut mit Apfelessig-Wasser (zu gleichen Teilen).

▶ Gegen Faltenbildung:

Verrühren Sie drei Eßlöffel geschälten, geriebenen Apfel mit drei Eßlöffeln Apfelessig, fügen Sie einen Becher Joghurt dazu und mischen Sie etwas Weizenstärke darunter, um eine weiche Paste zu bekommen. Diese sollte so lange auf der Haut bleiben, bis sie leicht eintrocknet; erst dann mit warmem Wasser abnehmen.

Vorsicht

Nicht jede Haut verträgt alle enthaltenen Biostoffe. Dies ist oft bei Packungen mit Eigelb oder Hefe der Fall. Wenn Sie sich nicht sicher sind, ob ihre Haut die Inhaltsstoffe verträgt, tragen Sie zuerst eine kleine Menge der Packung auf die empfindliche Haut in der Armbeuge auf. Entsteht dadurch kein negativer Effekt, werden Sie die Packung auch auf der Gesichtshaut vertragen.

Hand- und Nagelpflege

▶ Zerdrücken Sie eine gekochte Kartoffel zu feinem Mus und mischen Sie je einen Eßlöffel Milch und Apfelessig hinein. Bestreichen Sie Ihre Hände damit und ziehen Sie waschbare Handschuhe darüber, damit der Brei nicht abfällt. Diese Packung sollte mindestens eine Stunde, besser noch über Nacht, einwirken, ehe man sie mit warmem Essigwasser abwäscht und gut eincremt.

▶ Gegen brüchige Fingernägel vermischen Sie 50 Gramm Mandelöl und 50 Gramm Rizinusöl. Tränken Sie Wattepads mit dieser Mischung und legen Sie sie auf Ihre Fingernägel. Sie können auch die Fingerspitzen für eine halbe Stunde in das Ölgemisch tauchen.

▶ Verwenden Sie statt Seife einen Brei aus 50 Gramm Hafermehl, 30 Gramm Mandelmehl, 50 Gramm Roßkastanienmehl, drei Eßlöffeln Apfelessig und zwei Eßlöffeln Olivenöl.

▶ Ein gutes Mittel gegen welke Haut an den Händen sind 50 Gramm Weizenkleie und 20 Gramm Bockshornkleesamen, die zusammen mit drei Eßlöffeln Apfelessig in einem Liter Wasser etwa fünf Minuten gekocht werden. Anschließend seihen Sie den Aufguß ab und lassen ihn abkühlen. Waschen Sie häufig Ihre Hände mit dieser Abkochung!

Wohltaten fürs Haar

Auch die Kopfhaut und die Haare profitieren von einer regelmäßigen Pflege mit Apfelessig. Er beseitigt Kopfjucken, hilft gegen Schuppen und pflegt und stärkt jeden Haartyp.

▶ Wer sein Haar täglich wäscht und auch nicht mit Pflegespülungen oder Packungen geizt, sollte gelegentlich eine Apfelessig-Spülung anwenden, um Shampoorückstände aus dem Haar zu entfernen. Dazu mischt man drei Eßlöffel Apfelessig auf eine Tasse Wasser und tränkt damit das gewaschene Haar. Nach drei Minuten spült man mit reichlich warmem Wasser nach.

▶ Schuppen bekämpft man mit reinem, erwärmtem Apfelessig, der mit einem Pinsel direkt auf die Kopfhaut aufgetragen wird. Die Wirkung dieser Maßnahme wird erhöht, wenn man diese Naturlotion eine Stunde lang einwirken läßt. Das Austrocknen kann man dadurch vermeiden, daß man sich eine Plastikhaube über das Haar stülpt.

▶ Massieren Sie Ihre Kopfhaut täglich vor dem Bürsten mit ein paar Tropfen Apfelessigwasser (im Verhältnis 1:3). So wird die Durchblutung angeregt und der Haarwuchs gefördert.

Apfelessig gegen Kopfjucken und Schuppen

Pflanzliche Zusätze beim Haarewaschen

Pflanzen, die ähnliche Mineralien enthalten wie Haare, haben sich beim Haarewaschen als Zusatz zu reinem Wasser sehr bewährt. Wählen Sie Kamille oder Zwiebelwasser für naturblondes, Birkenwasser oder Brennesseltee für dunkles Haar. Nehmen Sie nur wenig von einem milden Shampon und spülen Sie mit viel warmem Apfelessigwasser nach. Ihre Haare werden es Ihnen danken!

Kulinarische Köstlichkeiten mit Apfelessig

Speisen – leichter verdaulich durch Essig

Nicht nur als Heilmittel ist Apfelessig hochbewährt, auch in der Küche kann und sollte er eine wichtige Rolle spielen. Viele Speisen werden durch Zugabe von Apfelessig geschmacklich abgerundet, manche – wie z.B. Mayonnaise – werden durch ihn leichter verdaulich. In jedem Fall aber reichert er die mit ihm zubereiteten Gerichte mit all seinen wertvollen Wirkstoffen an und leistet so einen Beitrag zur Prävention von Erkrankungen.

Die folgenden Rezepte sollen nur eine kleine Anregung sein – und in Ihnen den Wunsch nach mehr wecken. Lassen Sie Ihre Phantasie spielen und entdecken Sie selbst neue kulinarische Köstlichkeiten mit Apfelessig!

Saucen mit Essig

Essig ist unabdingbar für die Fettverdauung. Also sollten Sie stets darauf achten, fette Saucen mit etwas Essig abzuschmecken und so leichter verdaulich zu machen.

Wildkräutersalat mit Apfelessig und Walnüssen

Zutaten:

etwa 300 g gemischte Wildkräuter	*Salz*
(Löwenzahn, Gänseblümchen,	*Pfeffer*
Spitzwegerich, Pimpinelle,	*eine Prise Zucker*
Sauerampfer, Kresse etc.)	*75 g grob gehackte Walnüsse*
3 EL Apfelessig	*4 EL Walnußöl*
1/2 TL Senf	

Zubereitung:

Die Wildkräuter gut verlesen, waschen und – wenn nötig – in mundgerechte Stücke schneiden. Aus Apfelessig, Senf, Salz, Pfeffer und Zucker eine würzige

Salatsauce rühren und über die Kräuter geben. Mit den gehackten Nüssen bestreuen. Zehn Minuten ziehen lassen, dabei mehrfach durchmischen. Erst dann das Öl zugeben. So richtig bunt wird ein Salat, wenn Sie ihn mit den eßbaren Blüten von Veilchen, Ringelblumen und Kapuzinerkresse bestreuen.

TIP!

Wer mag, kann natürlich getrost auch »zahme« Gartenkräuter zu den Wildkräutern gesellen. Petersilie, Borretsch und Schnittlauch vetragen sich gut mit ihren »wilden« Kollegen.

Bunter Salat

Sammelsommer

Ein herbstliches Kompott, von dem es sich lohnt, auch einen kleinen Vorrat einzufrieren oder einzumachen!

Zutaten:

300 ml Rotwein	*500 g säuerliche Äpfel*
150 ml Apfelessig	*300 g Kochbirnen*
150 g Zucker	*500 g Pflaumen*
1 bis 2 Stangen Zimt	*200 g schwarze Johannisbeeren*
4 frische Lorbeerblätter	

Zubereitung:

Rotwein zusammen mit Apfelessig, Zucker und Zimt verrühren und über kleiner Flamme erhitzen. Die frischen Lorbeerblätter in der Hand zerknicken und zur Rotwein-Essig-Mischung geben. Alles im offenen Topf etwa eine halbe Stunde leise köcheln lassen.

In der Zwischenzeit die Äpfel schälen, vom Kerngehäuse befreien und in fingerdicke Spalten teilen; ebenso die Birnen. Pflaumen waschen, entsteinen und halbieren. Die Johannisbeeren verlesen, abbrausen und trocknen.

Die Apfel- und Birnenspalten in den kochenden Sud geben, bei mildester Hitze fünf Minuten ziehen lassen. Dann die Pflaumen dazugeben; weitere fünf Minuten köcheln lassen.

Schließlich auch die Johannisbeeren einrühren und ebenfalls fünf Minuten kochen lassen. Danach Zimtstangen und Lorbeer entfernen und das Kompott auskühlen lassen. Gut gekühlt, eventuell mit einem Häubchen aus halbsteif geschlagener Vanille-Sahne servieren.

Senffrüchte süßsauer

Zutaten:

500 g kleine Birnen	*$^1/_2$ Liter Apfelessig, $^1/_2$ Liter Wasser*
500 g Reineclauden	*450 g Grümmel (Farinzucker)*
500 g Zwetschgen	*2 EL Senfmehl*

Zubereitung:

Die Früchte lediglich waschen und von den Stielen befreien. Apfelessig, Wasser und Grümmel aufkochen. Nacheinander die Früchte darin mehr gar ziehen als kochen lassen (Birnen ca. acht Minuten, Pflaumen und Reineclauden nur etwa drei Minuten). Die jeweils fertigen Früchte mit dem Schaumlöffel herausheben und gut abtropfen lassen; dann in vorbereitete Gläser verteilen.

Sirup und abgetropften Saft nochmals erhitzen und etwa zehn Minuten brausend kochen lassen. Abkühlen lassen; das Senfmehl zugeben. Mit dem Schneebesen gut durchrühren. Den Sirup heiß über das Obst geben. Die Gläser gut verschließen und kühl stellen.

Wer es nicht ganz so scharf liebt, kann das Senfmehl gut durch ganze Senfkörner ersetzen.

Senffrüchte schmecken herrlich zu Fleischfondue, Wild oder gekochtem Fleisch.

Schlehen mit Honig

Zutaten:

1,5 kg Schlehen	*500 g Blütenhonig*
(nach dem ersten Frost geerntet)	*1 Stange Zimt*
$^1/_2$ Liter Apfelessig	*1 Prise Nelkenpfeffer*

Zubereitung:

Schlehen waschen, mit Wasser bedecken und kurz blanchieren. Essig, Honig und Gewürze unter Rühren aufkochen. Schlehen zugeben; zwei Minuten kochen lassen. Zugedeckt abkühlen und das Ganze über Nacht ziehen lassen. Tags darauf die Früchte mit einem Schaumlöffel aus dem Sud nehmen und in saubere Gläser (am besten mit Twist-off-Deckeln) geben.

Apfelessig-Honig-Mischung nochmals erhitzen, gut zehn Minuten kochen lassen (Vorsicht: kocht leicht über!). Heiß über die Früchte füllen und die Gläser sofort verschließen. Schlehen mit Honig zu Lammkoteletts oder rheinischem Sauerbraten servieren.

Gewürzäpfel

Zutaten:

1 kg feste, grüne Äpfel	*6 Pimentkörner*
(geschält und entkernt gewogen)	*ca. 4 cm frische Ingwerwurzel,*
1/2 Liter Apfelessig	*gerieben*
1/4 Liter Wasser	*1 EL Zwiebelpulver*
500 g brauner Kandiszucker	*1 Lorbeerblatt*
1 bis 2 EL Senfkörner	*Cayennepfeffer nach Geschmack*
6 ganze Nelken	*150 g Rosinen*

Zubereitung:

Die geschälten, entkernten Äpfel in fingerdicke Spalten schneiden. Apfelessig, Wasser und Kandiszucker mischen und aufkochen. Die Äpfel – eventuell nacheinander – darin ziehen lassen, bis sie glasig sind. Herausheben, abtropfen lassen und in vorbereitete Gläser füllen. Sud erneut aufkochen. Die Gewürze in einen Plastikbeutel füllen und mit dem Nudelholz zerdrücken. Zusammen mit den Rosinen in den Sud geben, unter Rühren gut zehn Minuten köcheln lassen. Anschließend kochendheiß über die Apfelspalten füllen; Gläser sofort schließen.

Natürlich kann statt Kandiszucker oder Grümmel auch normaler Haushaltszucker verwendet werden. Dann fehlt allerdings der feine Karamelgeschmack, der so gut zu Äpfeln paßt.

Probieren Sie Gewürzäpfel mal mit gebratener Leber. Oder auch zu Schweinebraten oder Käsetoast.

Orangenkürbis

Zutaten:

2 kg Kürbis	*Saft und Schale*
(geschält und entkernt gewogen)	*von 2 ungespritzten Zitronen*
1/4 Liter Apfelessig	*12 Gewürznelken*
1/4 Liter Orangensaft	*1 kg Zucker*

Zubereitung:

Das feste Kürbisfleisch nicht zu klein würfeln. Die übrigen Zutaten mischen und unter Rühren aufkochen. Kürbis in mehreren Portionen nacheinander darin glasig ziehen lassen. In vorbereitete Gläser füllen. Die Zitronenschale entfernen; den heißen Sud über die Kürbiswürfel gießen. Gläser sofort verschließen.

Versuchen Sie Orangenkürbis mal zu Käsetoast. Oder mischen Sie ihn unter einen bunten Obstsalat.

Rote Bete, eingemacht

Zutaten:

1,2 kg rote Bete	*1 TL Salz*
1 Stück frische Meerrettichwurzel	*1 EL Pfefferkörner*
0,7 Liter Apfelessig	*5 ganze Gewürznelken*
1/8 Liter Wasser	*1 Lorbeerblatt*
3 EL Zucker	

Zubereitung:

Rote Bete waschen, trocknen und im Backofen bei 175° Celsius ca. eine Stunde garen. Währenddessen Meerrettichwurzel schälen und in Scheibchen schneiden. Apfelessig, Zucker und Salz aufkochen.

Die gegarten Rote Bete in kaltes Wasser tauchen und von der Haut befreien. Danach rasch würfeln; noch warm in vorbereitete Gläser füllen, Meerrettichscheibchen dazulegen und mit den gemischten Gewürzen bestreuen. Den kochendheißen Essigsud darübergießen und die Gläser sofort verschließen.

Vor dem ersten Probieren gut 14 Tage stehenlassen.

Bioflavonoide

Rote Bete enthalten – wie alle stark gefärbten Obst- und Gemüsesorten – viele Bioflavonoide. Wissenschaftler glauben, daß diese die Entstehung von Krebserkrankungen stark behindern können.

Was Großmutter noch wußte

▶ Legen Sie Steaks zwei Stunden vor dem Braten in eine Mischung aus Apfelessig und Öl; so werden sie zarter.

▶ Apfelessig im Kochwasser macht zähes Suppenfleisch mürbe.

▶ Hülsenfrüchte und Kohlgerichte werden durch Zugabe von etwas Apfelessig leichter verdaulich.

▶ Ein Zusatz von Apfelessig im Kochwasser hält Blumenkohl schön weiß.

▶ Käse, den man in ein essiggetränktes Tuch wickelt, bleibt länger frisch.

▶ Ein kleiner Schuß Apfelessig im Wasser verhindert, daß Eier beim Kochen platzen.

▶ Versalzenes läßt sich retten, wenn man Apfelessig und Zucker zu gleichen Teilen mischt und teelöffelweise zugibt, bis der Geschmack neutralisiert ist.

▶ Brühe und Essig zu gleichen Teilen gemischt ergeben eine schnelle Marinade für Bratenfleisch oder Wild.

Register

In der Reihe *Natürliche Heilmittel* sind ferner erschienen:
Gesund & Fit durch Aromaöle (3-8118-6760-1)
Gesund & Fit durch Holunder (3-8118-6761-X)
Gesund & Fit durch Schwarzkümmel (3-8118-6762-8)
Gesund & Fit durch Teebaumöl (3-8118-6763-6)
Gesund & Fit durch Knoblauch (3-8118-6765-2)
Gesund & Fit durch Kräutertees (3-8118-6766-0)
Gesund & Fit durch Johanniskraut (3-8118-6767-9)
Gesund & Fit durch Honig (3-8118-6768-7)
Gesund & Fit durch Weizengras (3-8118-6769-5)

© 1998 VPM Verlagsunion Pabel Moewig KG, Rastatt
Printed in Germany
ISBN 3-8118-6764-4

Gedruckt auf alterungsbeständigem Papier mit chlorfrei gebleichtem Zellstoff

Die Verwertung der Texte und Bilder, auch auszugsweise, ist ohne Zustimmung des Verlages urheberrechtswidrig und strafbar. Dies gilt auch für Vervielfältigungen, Übersetzungen, Mikroverfilmung und für die Verarbeitung mit elektronischen Systemen.
Die Ratschläge in diesem Buch wurden von Autoren und Verlag sorgfältig erwogen und geprüft, dennoch kann eine Garantie nicht übernommen werden.
Eine Haftung der Autoren bzw. des Verlags für Personen-, Sach- und Vermögensschäden ist ausgeschlossen.